Alzheimer

FUNDAÇÃO EDITORA DA UNESP

Presidente do Conselho Curador
Mário Sérgio Vasconcelos

Diretor-Presidente
Jézio Hernani Bomfim Gutierre

Superintendente Administrativo e Financeiro
William de Souza Agostinho

Conselho Editorial Acadêmico
Danilo Rothberg
Luis Fernando Ayerbe
Marcelo Takeshi Yamashita
Maria Cristina Pereira Lima
Milton Terumitsu Sogabe
Newton La Scala Júnior
Pedro Angelo Pagni
Renata Junqueira de Souza
Sandra Aparecida Ferreira
Valéria dos Santos Guimarães

Editores-Adjuntos
Anderson Nobara
Leandro Rodrigues

COLEÇÃO SAÚDE E CIDADANIA

Consultores
Antonio de Pádua Pithon Cyrino (coord.)
Everardo Duarte Nunes | José Ricardo de C. M. Ayres
Lilia Blima Schraiber | Rita Barradas Barata

Secretária
Rosa Maria Capabianco

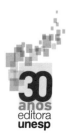

ALESSANDRO FERRARI JACINTO
MARISA FOLGATO

Alzheimer

A doença e seus cuidados

© 2017 Editora Unesp

Direito de publicação reservados à:
Fundação Editora da Unesp (FEU)
Praça da Sé, 108
01001-900 – São Paulo – SP
Tel.: (0xx11) 3242-7171
Fax: (0xx11) 3242-7172
www.editoraunesp.com.br
www.livrariaunesp.com.br
atendimento.editora@unesp.br

Dados Internacionais de Catalogação na Publicação (CIP)
Odilio Hilario Moreira Junior CRB-8/9949

J12a

Jacinto, Alessandro Ferrari
  Alzheimer: a doença e seus cuidados / Alessandro Ferrari Jacinto, Marisa Folgato. São Paulo: Editora Unesp, 2017.

  ISBN: 978-85-393-0705-0

  1. Doença de Alzheimer. 2. Cuidado e tratamento. I. Folgato, Marisa. II. Título.

2017-545
CDD: 616.831
CDU: 616.892.3

Índice para catálogo sistemático:

1. Doenças: Doença de Alzheimer 616.831
2. Patologia: Demência Senil 616.892.3

Editora afiliada:

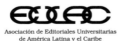

Asociación de Editoriales Universitarias
de América Latina y el Caribe

Associação Brasileira de
Editoras Universitárias

Agradecemos

- às famílias que nos permitiram contar suas histórias
- ao professor Milton Luiz Gorzoni
- ao professor Antonio Pithon Cyrino
- ao escritor e autor de novelas Walcyr Carrasco
- ao jornalista e dramaturgo Mario Viana
- a Marcelo Mariano, advogado especialista em Direito da Família e Sucessões, da Peres e Aun Advogados Associados
- a Margherita de Cassia Mizan, psicóloga com especialização em Gerontologia, da Senior Services Treinamento e Gestão de Cuidados a Idosos
- a Judite Fonseca, da Casa de Repouso Higienópolis.

Sumário

Apresentação 9
Envelhecimento e demência 11

Capítulo 1 | Um cenário cada vez mais comum......................... 13
    Caducou? Esclerosou? 15
    Execução comprometida 18
    Mas é "aquela doença"? 19
    Contar ou não?... 21
Capítulo 2 | Memória imediata 23
    É hereditário? 27
Capítulo 3 | Como é o tratamento?.. 29
    Os primeiros tempos... 32
Capítulo 4 | Mudança de comportamento 37
    Síndrome do pôr-do-sol 41
Capítulo 5 | Mas quem vai cuidar?.. 45
    O exercício da paciência 51
Capítulo 6 | Como escolher o cuidador ou a casa de repouso? 55
Capítulo 7 | Estimular sempre 61
Capítulo 8 | Uma casa segura 67
    Ambiente funcional e confortável 69
Capítulo 9 | Rotina é essencial 73
Capítulo 10 | Já comi! Faz dias que não como!............................ 77

Capítulo 11 | Convívio social 83
    Mudança de cenário 86
Capítulo 12 | Avaliar custos e fazer reserva 89
Capítulo 13 | O que diz a lei 95
Capítulo 14 | Cuidar de quem cuida 101
    Idoso responsável por idoso 105
Capítulo 15 | E quando o fim se aproximar? 109
    O pão de cada dia 113

Quem é quem 117
Para saber mais 123
    Sites 123
    Filmes 124
    Livros 127
    Ajuda para famílias e cuidadores 127
Referências 129
Sobre os autores 131

Apresentação

Doença de Alzheimer. O nome por si só é assustador; o desconhecido por trás da doença mais ainda. Como ela evolui? Tem tratamento? Tenho condições físicas, sociais e econômicas de cuidar de quem é portador dela? Como encarar essa doença progressiva e incurável? Como sobreviver ao enfrentar uma situação geradora de frustrações recorrentes no dia a dia?

O ser humano não pertence à espécie mais forte ou mais longeva do planeta Terra, mas se criou baseado no trabalho coletivo, utilizando a experiência das gerações anteriores e a capacidade adaptativa. A doença de Alzheimer é tão especial que remete ao que São Paulo escreveu aos Colossenses (3:14): "O amor é o vínculo da perfeição". Assim se deve encarar o portador de Alzheimer: ele(a) não entende mais as palavras, mas compreende os gestos de afeto.

A esperança está se perdendo pela evolução da doença? Mas a mão sobre a do portador diz muito mais do que os mais recentes medicamentos.

Pense sobre si e sobre o portador da doença. Ele(a) ainda tem um legado a oferecer. Na aparente perda de dignidade humana que a doença provoca, ela comprova também que somos uma espécie capaz de superar situações desesperadoras, de um jeito ou de outro.

O presente livro, escrito a quatro mãos por Marisa Folgato e Alessandro Ferrari Jacinto, fornece a motivação essencial: não estou sozinho, há outros familiares, cuidadores e profissionais da saúde que diariamente lutam para preservar a essência humana – dignidade e respeito. Oferece também o que nos diferencia de outras espécies: informação.

Os autores produziram páginas humanas que, tocando fundo nossas almas, transmitem a cada um de nós o legado das palavras de São Paulo.

Milton Luiz Gorzoni

Professor adjunto da Faculdade de Ciências Médicas da Santa Casa de São Paulo, coordenador das disciplinas de Clínica Médica, Geriatria e Gerontologia, ex-presidente da Seção do Estado de São Paulo da Sociedade Brasileira de Geriatria e Gerontologia e membro fundador da Sociedade Brasileira de Alzheimer (Abraz)

Envelhecimento e demência

A longevidade das populações está associada a boas condições de saúde e, para que isso ocorra, programas que cuidem das pessoas desde o nascimento até a velhice são essenciais. Em países mais desenvolvidos, as populações eram mais longevas que em nações como o Brasil. Mas essa situação começa a mudar aqui também. As condições de saneamento básico e os programas de vacinação e de prevenções de doenças melhoraram nas últimas décadas. Consequentemente, o brasileiro está vivendo mais. A expectativa de vida passou de 62,5 anos, em 1980, para 75,5 anos, em 2016, segundo o Instituto Brasileiro de Geografia e Estatística (IBGE).

Ser mais longevos, porém, implica algumas consequências que nem sempre são bem-vindas. Idosos têm mais doenças crônicas e, entre elas, aquelas que acometem o sistema nervoso central, como as demências, têm uma característica particular. E por quê? Porque estas doenças tiram a independência das pessoas. Quando não somos independentes, outras pessoas, geralmente nossos familiares, terão de cuidar de nós. E se estes familiares precisarem trabalhar? E se, apesar de boa vontade, não souberem atender devidamente quem necessita de cuidados? E se não tiverem condições financeiras para cuidar do doente? Estas são algumas das muitas questões que o envelhecimento da população traz.

O planeta tem uma população de 7,3 bilhões de pessoas; 8,5% (617milhões) desse total tem 65 anos ou mais. De acordo com estimativas, em 2050, a população mundial será de 9,4 bilhões, e os idosos serão 1,6 bilhão. No Brasil, entre 2005 e 2015, a populaçãode idosos de 60 anos ou mais passou de 9,8% para 14,3%. Os dados são do estudo *Síntese de Indicadores Sociais (SIS): uma análise das condições de vida da população brasileira 2016*.

Sabemos que em torno de 7% da população idosa mundial tem algum tipo de demência, como a da doença de Alzheimer. Se fizermos as contas, veremos que uma parcela significativa da população idosa tem algum tipo de demência. Com o envelhecimento, o número de casos destas doenças tende a aumentar.

Precisamos, com certa agilidade, responder às perguntas citadas acima.

1

Um cenário cada vez mais comum

Percebi que algo não ia bem quando a Amália[1] tinha 75 anos. À noite, senti um cheiro de frutas no quarto. Achei estranho. Procurei, procurei. Em vez de guardar na geladeira, ela tinha colocado embaixo da cama várias frutas! Perguntei e minha mulher simplesmente falou que ali era mais fresquinho. Outra vez encontrei 70 maçãs na cozinha. Uma vizinha contou-me que naquele dia ela tinha ido à feira cinco ou seis vezes. "Ah, achei bonito", disse ela. (Olavo, 93 anos, eletricista aposentado, marido de Amália)

---

1 Os nomes dos entrevistados foram alterados para preservar sua identidade. Na página 117, o leitor encontra uma breve história de cada um deles.

Os sintomas começaram aos 78 anos. Meu marido tinha um Passat, colocou placa de vende-se. Uma pessoa se disse interessada, pediu para ir ao banco buscar o dinheiro com o carro e o Fernando deixou. Perguntei: "Cadê o carro?". E ele foi levando: "O cara é bom, vai voltar". Não voltou, claro. Estranhamos porque meu marido era acostumado a negociar várias coisas, até gado. Como foi entregar o carro? (Laura, 84 anos, dona de casa, esposa de Fernando)

Um dia, minha mãe se viu no espelho da suíte com os cabelos soltos e perguntou: "Quem é?" "Você", respondi. "Não, eu tenho 45 anos e essa aí é velha, é a minha mãe". Veja só, ela estava com mais de 90 anos e se recordava dela mais moça. Também comia e não se lembrava. Chegou a falar sobre isso várias vezes. "Você não sabe, faz dois dias que ninguém me dá nada pra comer". (Lígia, 72 anos, dona de casa, filha de Lívia)

As histórias de Amália, Fernando e Lívia são apenas alguns exemplos reais do dia a dia de quem sofre os graves danos da demência da doença de Alzheimer. E há milhões de casos iguais a esses no mundo. Um número que não para de crescer. Segundo a Organização Mundial da Saúde (OMS) e a Alzheimer's Disease International (ADI), no mundo, existem cerca de 47,5 milhões de pessoas com demência em geral. Número que deve chegar a 75,6 milhões em 2030 e a 135,5 milhões em 2050. Em 2015, o custo global das demências foi estimado em 818 bilhões de dólares pela ADI.

A doença de Alzheimer (DA) é a causa mais comum de demência, responsável por cerca de 65% do total dos casos. Ainda não há cura para ela, mas existe tratamento para retardar seu avanço. De acordo com pesquisas, a doença afeta 13% das pessoas com mais de 65 anos e atinge 45% da faixa etária acima de 85 anos. Depois da demência do Alzheimer, as mais frequentes são a vascular, a com corpos de Lewy e a frontotemporal. E há muitas outras de menor incidência.

> A doença foi identificada, pela primeira vez, pelo psiquiatra e neuropatologista alemão Alois Alzheimer. Em 1906, ele descreveu o caso de uma paciente, Auguste. Aos 51 anos, ela desenvolvera uma doença incomum no cérebro que causou perda de memória, desorientação, alucinações e a morte aos 55 anos. Uma análise do cérebro após sua morte mostrou várias anormalidades, listadas pelo médico à época e comprovadas por outros especialistas depois dele: as células que se mostravam alteradas formavam emaranhados neurofibrilares (alterações de proteína Tau) e placas senis (acúmulo de proteína beta amiloide), que deterioram os neurônios (principais células nervosas) e reduzem as conexões (sinapses) entre eles

■ Caducou? Esclerosou?

"Com voz chorosa, minha bisavó italiana garantiu que passava fome. E sempre. Falou isso bem num dia de festa, com a família inteira reunida. Deixou todo mundo – filhos, netos, bisnetos – de boca aberta. Como assim? Tinha 85 anos e morava com a filha, cozinheira de mão cheia. Minha avó ficou desolada. Jamais faria isso com a mãe", conta Clara, 66 anos, advogada. Era o fim dos anos 1950 e a família tratou logo de consolá-la: "A *nonna* Rosa come e esquece, isso é coisa de velho, ela está caducando, melhor se acostumar". Continuou se queixando de falta de comida, muitas e muitas vezes, diante de incrédulas testemunhas. E se esqueceu de outras coisas, como recados, nomes, lugares, receitas... Até morrer, aos 89 anos, em 1962.

Os segredos da cozinha também foram escapando da memória da avó, que o jornalista, escritor e autor de novelas Walcyr Carrasco descreveu na crônica *Bolinhos de chuva*, de 2007. Ele conta a história da avó espanhola, que fazia maravilhosos quitutes, como o tal bolinho do título. Conforme foi envelhecendo, porém, resolveram que ela deveria passar um período com cada filho. "Mas, com a casa reduzida a uma mala, ela decaiu rapidamente", conta no texto. Como sempre, um dia Walcyr pediu para ela fazer o pudim de queijo, seu preferido. Mas ela não acertou a receita. A mãe explicou, então, longe das vistas da avó: "O que ela fez desandou. Eu fiz outro escondido para ela pensar que tinha acertado". "Sofri. Minha avó não conseguia mais fazer pudim! Nem bolinhos de chuva! Seu estado se alterou. Foi preciso levá-la para uma casa de saúde", contou o escritor na crônica.

Apesar das falhas na memória, Walcyr explicou (por e-mail) que não sabe se a avó tinha Alzheimer.

"Ela nunca foi diagnosticada", admitiu. A *nonna* de Clara também não. Durante muito tempo, costumava-se dizer que a pessoa estava caduca e perder a memória ou ficar confuso com as tarefas corriqueiras era comum na velhice. Mas os estudos mostram que não é bem assim.

Um esquecimento ou outro pode acontecer com qualquer um, independentemente da idade. Esquecer chaves e guarda-chuvas é exemplo clássico disso, recados não dados e contas não pagas também. Vivemos tempos de muita informação e esquecimentos podem acontecer com o avanço da idade ou em quadros de estresse e depressão, por exemplo. Não se pode generalizar e garantir que toda alteração de memória é causada pelo Alzheimer.

Mas é preciso ficar atento: até que ponto esse lapso interfere no dia a dia, prejudica as tarefas cotidianas, oferece riscos? A pessoa esquece algumas coisas, mas faz tudo sozinha? Sai, dirige, pega metrô ou ônibus, faz contas, cozinha normalmente e nada mudou? Não há demência da doença de Alzheimer (esse termo é usado desde 2011) sem alteração da funcionalidade.

■ Execução comprometida

Há vários domínios cognitivos e a memória é apenas um deles. Às vezes, e mais raramente no caso do Alzheimer, não é a memória a afetada no início da doença, mas a função executiva. Por exemplo, uma dona de casa que sempre preparou aquele bolo sem receita começa a ter dificuldade para fazê-lo, atrapalha-se e não consegue se organizar. Não há falhas de motricidade, como um problema no braço, por exemplo. É a execução que se mostra comprometida.

Foi o que aconteceu com Sueli, de 81 anos. "Era uma costureira experiente, fazia até vestido de noiva, há seis anos. Mas aí teve de parar: não sabia mais nem colocar linha na agulha da máquina", explica seu filho único, Victor, 60 anos, operador de empilhadeira. "Começou a fazer almoço às 8 da manhã, guardar as coisas fora de lugar. Eu pensava que era depressão. Demorei dois ou três anos para levá-la ao médico. Foi uma conhecida, que já tinha trabalhado para uma pessoa com Alzheimer, que desconfiou que minha mãe estava com a mesma doença, porque repetia muito as coisas, contava a mesma história várias vezes".

Procurar o médico, o mais rápido possível, é importantíssimo no caso da doença de Alzheimer. Ela não tem cura ainda, embora haja vários estudos em andamento. Mas o diagnóstico precoce e uso da medicação adequada ajudam a retardar o avanço da doença e, por um tempo, amenizam os sintomas.

■ Mas é "aquela doença"?

"No Dia das Mães, anoiteci órfã. Dezoito anos depois do meu pai, ela se foi. A respiração foi diminuindo, diminuindo, até parar. Assim mesmo. Era o fim de oito anos dessa doença devastadora que lhe roubou a memória de tudo e de todos", conta Isabel, economista, 52 anos.

"No frio da madrugada que passei junto dela, com irmã, netos, amigos, parentes, foram as minhas memórias que me visitaram, fortes, vivas... Como foi mesmo que consegui perceber (ou será admitir?) que algo estava errado? Lembrei-me da minha irmã voltando do velório do meu tio, horrorizada. 'A mamãe está estranha. Não reconheceu nem um sobrinho, ninguém'. Ah, eu disse, normal. Ela está com 82 anos, não vê a parentada há muito tempo e, por isso, esqueceu. Não, não é aquela doença. Não pode ser. Ela lia jornal todos os dias, cuidava da casa, fazia compras, toalhas de crochê que eu mesma nem sonhava tecer. Nem quis dizer o nome: Alzheimer. Resolvemos tentar um geriatra. Fomos sem ela, eu e minha irmã. Não queríamos que se chateasse. Ele disse que precisava de exames e só então poderia dizer o que era, mas tudo indicava... E era mesmo".

A iniciativa de passar pela avaliação médica pode partir do próprio paciente ou de quem convive com ele e percebe mudanças na memória, especialmente a recente, e no comportamento. Muitas vezes a pessoa com Alzheimer não reclama, até nega que haja qualquer problema. É recomendável ir acompanhado à consulta.

O geriatra, o neurologista ou o psiquiatra são os profissionais com maior conhecimento para atender esse tipo de caso. Mas é importante que todos os médicos estejam preparados para identificar a doença, incluindo o clínico geral do posto de saúde ou o médico da família, para indicar o tratamento adequado.

O diagnóstico do Alzheimer não é simples e é predominantemente clínico. Antes é preciso verificar se há outro fator provocando a alteração da cognição que compromete as atividades do dia a dia e o comportamento, descartando outras doenças. A depressão é uma delas. Algumas causas clínicas, como mau funcionamento da tireoide, deficiência de vitamina B12 ou ácido fólico e infecções precisam ser investigadas também. Em caso de demência, são obrigatórios ainda dois exames: de sífilis e de HIV.

Além disso, exames de imagem do cérebro, como ressonância magnética ou tomografia, ajudam. Eles podem detectar outras possíveis causas para mudanças de comportamento, como tumor ou acidente vascular cerebral (AVC). Mas a atrofia no exame não define o diagnóstico. A maior parte dos idosos apresenta atrofia natural no cérebro, mas sem relação com Alzheimer.

É aplicado, ainda no consultório, o Miniexame do Estado Mental: um questionário em que são avaliados itens como orientação de tempo e espaço, atenção e cálculo, memória imediata, entre outros testes.

■ Contar ou não?

"Nunca falamos da doença para minha mãe e já faz 12 anos que ela tem Alzheimer. O médico não disse logo de cara e nós preferimos não contar. Ela esqueceria mesmo. Meu irmão duvida até hoje que seja essa doença, não quer nem que diga o nome", garante a dona de casa Natália, 65 anos, filha de Lourdes, de 88, uma dona de casa muito ativa, segundo a família. "Ligada no 330. Procuramos o médico porque ela andava esquecida, perguntando a mesma coisa várias vezes. O diagnóstico demorou bastante". A evolução da demência da doença de Alzheimer tem sido bem lenta. Apesar do olhar distante e de certa apatia, ela ainda sabe as horas, toma banho e se alimenta sozinha.

Contar ou não contar sobre o Alzheimer? Há uma questão ética. No caso de uma doença como câncer, por exemplo, mesmo que a família peça para o médico não contar, ele não pode fazer isso. Desde que a pessoa não tenha demência, saber de que doença o paciente sofre é um direito dele. Os parentes costumam dizer que o diagnóstico causará sofrimento, que é crueldade. Mas o paciente passará pelas fases da aceitação e até decidirá qual tratamento seguir. E, se disser "não quero", sua decisão será respeitada.

No caso da demência, considerando o estado cognitivo do paciente, o diagnóstico deve ser contado também. Como a doença ainda não tem cura e a demência tende a piorar, se a pessoa é ainda capaz de decidir, ela poderá tomar providências para o futuro: resolver questões bancárias, previdenciárias e aquelas referentes a testamento, interdição judicial e procurações. Pode deixar instruções até sobre o tratamento e se permite ou não medidas invasivas, por exemplo.

2

Memória imediata

"Meu pai foi um dos vice-presidentes de um banco importante. Era também perito técnico judicial, formado em Economia. Aposentou-se e continuou trabalhando como perito no interior. Tudo normal. Mas, com cerca de 70 anos, começou a ficar nervoso. Não se lembrava das coisas recentes. Pegava processos para avaliar e já haviam sido feitos. E por ele! Como poderia continuar a servir de fiel da balança para o juiz decidir?", afirma Guilherme, 54 anos, funcionário público e DJ, filho de Henrique, 81 anos. Do passado, Henrique falava perfeitamente. "Mesmo nas festas, demorou para os conhecidos perceberem o problema. Era sempre muito agradável. Recordava do passado, mas o hoje, o agora, era logo esquecido. Ele ia à geriatra normalmente. Com o aparecimento do problema, foi aplicado o Miniexame do Estado Mental, além de realizar outras exames. Era Alzheimer. A gente não quis aceitar. Fui pesquisar e a geriatra logo avisou: "podem se preparar, não vai ser fácil e vocês vão ter de 'estar juntos'".

"Ela não sabe ler nem escrever, mas minha mãe tomava conta de tudo: colocava as coisas em ordem, cuidava das compras e deixava a casa impecável. Eu chegava do trabalho e tudo parecia normal. Mas, há uns quatro anos, quando ela tinha 72, comecei a reparar que fazia a mesma coisa repetidamente. Pedi para lavar minha sapatilha e ela a lavou quatro vezes", conta Heloísa, auxiliar de produção, 35 anos. Segundo ela, era como se a mãe, Sônia, tivesse esquecido o que tinha acabado de fazer. Pernambucana morando em São Paulo há mais de quarenta anos, deu de citar coisas antigas do Nordeste e falava do pai como se estivesse ali na casa – e ele já havia morrido há mais de 20 anos. "Mas a gente ia levando. Há até um ano, ela ficava sozinha, tinha a chave. Um dia ela saiu e se esqueceu de como voltar, não sabia. Por sorte, uma amiga a viu na rua e a levou para a casa de outra amiga. Ligaram no meu trabalho e pediram para eu ir buscar minha mãe. Foi uma loucura. Não tinha mais como deixá-la só."

Estudos mostram que o mecanismo da doença de Alzheimer se instala muito antes (cerca de dez anos) que a demência se manifeste. A alteração da memória recente aparece no início da demência. A pessoa se lembra do passado e não do presente. Por quê? Simplificando, o passado já está "guardado" no cérebro, não é afetado no começo ou meio da doença. É uma memória já arquivada, que só é atingida quando a doença está avançada.

A maioria dos casos de demência é detectada pela não retenção de novas informações. Isso se reflete no dia a dia. Por exemplo, a pessoa recebe recado e não o fixa na memória. Perguntam quem esteve ali ontem e não se lembra. O que almoçou? Não sabe. Mas continua fazendo coisas que a memória reteve, pelo menos no começo da demência da doença de Alzheimer. Nessa fase, dificilmente se esquece dos nomes dos filhos e netos; lembra-se de outras coisas, como receitas e o caminho costumeiro. Mas talvez não consiga refazer um trajeto desconhecido, que precisou aprender recentemente.

Um fato interessante: a interferência do grau de escolaridade. No caso, por exemplo, de um executivo, com faculdade, pós-graduação, MBA, que trabalhou com o raciocínio a vida toda, é preciso identificar outros sintomas. Como tem uma reserva cognitiva maior, talvez no começo drible esse tipo de esquecimento, disfarce-o. Por exemplo, esquece-se de uma palavra, mas utiliza um sinônimo. Usa outro referencial para descrever um pensamento que lhe escapou. Mas vai se confundir em tarefas mais elaboradas, como operar o computador.

Esse esquecimento, às vezes, é até causa de conflitos domésticos. Muita gente, fica nervosa com o comportamento do outro, diz que está fazendo birra ou que age de forma proposital. Também há o motivo de algumas pessoas não quererem acreditar que um ente querido está com Alzheimer e vai perder *mesmo* a memória.

Fases da demência da doença de Alzheimer
Estágios não são totalmente estanques. Pode haver até uma mescla

Leve
- esquece fatos e atos recentes, perde objetos
- repete várias vezes a mesma pergunta, comentário, história
- tem certa independência, mas já há comprometimento em atividades do dia a dia mais complexas, como dirigir
- déficit de atenção, percepção e orientação no tempo e no espaço desconhecido
- dificuldade para encontrar a palavra certa
- irritação, agressividade ou apatia, desconfiança

Moderada
- agravamento dos sintomas da fase anterior
- incapacidade para realizar suas atividades cotidianas de maneira independente
- não consegue nomear objetos
- fala e escrita comprometidas
- desorientação no tempo e no espaço conhecido, mesmo dentro da própria casa
- esquece nomes, não reconhece pessoas próximas
- incapacidade para sair de casa sozinho, pode perder-se
- necessidade de supervisão para tarefas como tomar remédios, vestir a roupa, tomar banho, usar o banheiro
- início do descontrole da urina e, mais adiante, das fezes
- dificuldade locomoção: passos mais lentos e curtos
- alucinações
- distúrbios de sono

Grave
- piora de todos os sintomas anteriores
- pode necessitar de cadeira de rodas ou ficar acamado
- dependência para alimentação, higiene, locomoção
- praticamente perda completa da memória
- pode ter dificuldades para engolir e bronco-aspirar
- quase não fala ou balbucia palavras ininteligíveis
- passa a usar fralda
- pode ter atrofia de membros
- fica mais vulnerável a infecções, principalmente urinária, lesões de pele (escaras), desnutrição, desidratação

■ É hereditário?

"Cuido da minha mãe como posso, há anos. É uma barra, porque trabalho o dia todo e moro em outro bairro. Mas vou todos os dias à casa dela, faço o almoço e volto no fim do expediente. Agora, minha mulher diz que estou 'pegando' Alzheimer também. É só esquecer uma coisinha. Não tem perdão. Eu tenho medo, claro, mas ela exagera", confessa Victor.

"De oito irmãos, três tiveram Alzheimer (minha mãe e duas tias). Como posso não viver assustada com a possibilidade de também ter a doença, embora os médicos digam que não é hereditário? Todos os primos se preocupam, embora nem todos confessem. Rezo para escaparmos dessa 'maldição'. É como ter uma faca no pescoço", afirma Isabel.

Estudos têm mostrado que não há componente genético no caso da manifestação senil da doença depois dos 65 anos, faixa etária da maioria dos casos. Embora a ocorrência seja pequena, a chance de desenvolvê-la cresce para quem tem parente de primeiro grau com Alzheimer.

Nos casos precoces, entre 30 e 40 anos, o fator genético predomina. A incidência desse tipo, porém, é rara: menos de 1% tem a doença de Alzheimer pré-senil. Uma curiosidade: todos que têm Síndrome de Down (trissomia do cromossomo 21), teoricamente, terão Alzheimer precoce. Isso pode acontecer porque o indivíduo Down também desenvolve maior acúmulo da proteína beta amiloide, de placas senis e emaranhados neurofibrilares no cérebro, características do Alzheimer.

A doença atinge, predominantemente, idosos. E a probabilidade de desenvolver a doença aumenta com o avanço da idade, chegando a uma estimativa de 45% após os 85 anos. A partir dos 65 anos, o risco dobra a cada cinco anos.

3

Como é o tratamento?

"Minha mãe se foi há um ano e meio e ainda acompanho cada mínima notícia sobre a doença de Alzheimer com uma esperança infinita de ver surgir, e logo, a cura ou um tipo novo de tratamento que impeça o seu aparecimento. Não consigo me desligar disso. Amigos e parentes me mandam cada informação nova que descobrem. Ligam para avisar de algum documentário na TV. Não deu tempo para a minha mãe, mas uma hora vai acontecer e vamos celebrar essa conquista", diz Isabel.

A todo instante, são anunciados estudos em andamento para tratar essa doença incurável. Ainda. São novos fármacos, métodos com equipamentos não invasivos e mesmo cirurgias. Tudo, porém, na fase experimental.

O paciente conta atualmente apenas com medicamentos capazes de retardar o avanço da doença, conforme o estágio e até certo ponto: Rivastigmina, Donepezila e Galantamina. Muita gente não sabe, mas, classificados como de alto custo, esses medicamentos são disponibilizados gratuitamente pelo governo.

Medicamento gratuito

Para dar entrada no processo, é preciso ter cadastro no Sistema Unificado de Saúde (SUS) e o Cartão Nacional de Saúde (CNS). Juntar documentos pessoais (RG e CPF) e comprovante de residência. Depois vêm o Termo de Consentimento e o Laudo para Solicitação, Avaliação e Autorização de Medicamento do Componente Especializado da Assistência Farmacêutica (LME), que devem ser preenchidos pelo médico, assim como três receitas de controle especial (duas vias de cada) com nome do princípio ativo ou genérico ou substância principal do medicamento, dosagem e quantidade a ser usada ao mês, e o Miniexame do Estado Mental. Tudo carimbado e assinado. Devem ser apresentados exames usados no diagnóstico, como tomografia computadorizada ou ressonância de crânio, hemograma, sódio, potássio, glicose, ureia ou creatinina, TSH, VDRL e dosagem de vitamina B12. Para Galantamina, são pedidos ainda AST/ALT.

Os três remédios, basicamente iguais, são anticolinesterásicos. Eles aumentam os níveis do neurotransmissor acetilcolina nas sinapses – conexões entre neurônios. Todos estão disponíveis em forma de comprimidos ou cápsulas; apenas a Rivastigmina tem as versões em líquido e adesivo transdérmico. Após decidir qual deles usar, o médico inicia o tratamento com a menor dose e vai aumentando-a, conforme a necessidade. Uma vez iniciado o tratamento, não pode ser interrompido abruptamente. O resultado varia de caso a caso.

Há uma quarta droga importante, a Memantina, mais usada nas fases moderada e grave, ainda não disponível na lista de medicamentos de alto custo do SUS. O medicamento é um antagonista do receptor NMDA do glutamato (diminui a neurotoxicidade).

O próprio médico pode orientar sobre os caminhos para a família ter acesso aos três primeiros remédios gratuitamente. Eles estão disponíveis em farmácias de dispensação especiais públicas. Informe-se sobre os locais mais próximos nas unidades de saúde.

"Receber os remédios de alto custo é trabalhoso, desgastante, mas acho importante poder contar com esse serviço. Alzheimer é doença de velho, na sua maioria, e muitos aposentados não teriam como pagar pelos comprimidos. Já cheguei a ficar seis horas na fila para pegar a Rivastigmina. Tem gente demais. Todos os casos são atendidos na mesma sala no posto onde eu ia, no Glicério. Tem uma fila para triagem e outra para retirar o medicamento. É uma multidão. Depois de alguns anos, passaram a entregar em casa e facilitou tudo. Mas nem todos os lugares têm esse serviço", explica o taxista Bruno, 58 anos, filho de Franco, 86 anos, *maître* aposentado.

"Não sabia que o SUS fornecia o remédio contra o Alzheimer e de graça. A geriatra do meu pai nunca disse espontaneamente. Descobri depois. E ficava horas na farmácia de alto custo, sempre hiperlotada para pegar o remédio até comentarem que entregavam em casa. Falta informação. Importante divulgar os remédios fornecidos pelo SUS. A gente precisa brigar por tudo! E olha que meu irmão é advogado. Por que tem coisa que só sai quando ameaçamos entrar na Justiça?", questiona Guilherme.

■ Os primeiros tempos

"No começo, minha mãe tinha alguns esquecimentos, mas nada que atrapalhasse sua rotina. E ficou muito tempo estacionada nessa fase. Morava sozinha, cozinhava, lavava sua roupinha, cuidava da casa. Era muito caseira e, se vinha me visitar, queria ajudar, lavar a louça depois do almoço. E falava que meu marido ia achar errado, se ela não fizesse nada. 'Vai dizer que essa velha só vem aqui para comer', dizia. Ela ainda tinha noção do que fazer. Muito esperta, se eu perguntava o que tinha comido, disfarçava com uma resposta genérica, do tipo: 'Arroz, feijão, uma carninha, salada'. Nem sempre era. Mas continuou indo nas festinhas e ainda vai, após 12 anos do diagnóstico. Como já era bem quieta, de falar pouco, não percebíamos tanto a doença nos encontros da família. Faz alguns anos, avançou. O médico não quer que ela fique mais sozinha, mas não é totalmente dependente. Mantemos uma cuidadora, mas ela ainda come sozinha, toma banho, gosta de assistir à missa na TV e reza tudo, bem baixinho", diz Natália.

"Embora sem estudo, intelectualmente minha mãe era bastante inteligente. Tanto que escreveu um livro bacana, lançado na Bienal de 1997. Comecei a desconfiar dos problemas de memória, quando ela ainda era cobradora de ônibus. Um dia, um motorista comentou que ela andava atrapalhada com os cálculos e ele estava ajudando. Estranhei. Logo a minha mãe, que era tão boa em matemática e fazia as contas de cabeça. Lembro bem como ficava brava, se tentávamos usar os dedos para contar. Mas não cogitava, ainda, que era Alzheimer. Ela continuou levando a vida dela, morando sozinha e cuidando de minha irmã, que tem deficiência intelectual. Considero o divisor de águas a sua aposentadoria, aos 65 anos. Nessa época, ficou deprimida. Eu não sabia como lidar com isso. Comecei a incentivar, a tentar dar um ânimo: vai estudar, fazer um curso, vamos cortar o cabelo. Depois da depressão, começou a perder a noção de direção. Uma vez ela errou o ônibus para ir à casa da irmã mais nova. Justo ela, que era cobradora e sabia todos os itinerários? Foi em minha casa e, ao ir ao banheiro, não achava. 'Ué, mas não era do outro lado?' Não. Fora de casa, acho que pode acontecer, mas dentro? É assustador. Foi comum achar que o armário era do lado direito, quando ficava à esquerda. 'Quem mudou esse armário de lugar?', perguntava", diz a jornalista Helena, de 46 anos, filha de Alice, ex-cobradora de ônibus, que morreu apenas três anos depois do diagnóstico de Alzheimer, aos 76 anos. Faz oito anos.

"Como ela era uma baiana típica, animada, que dançava forró e tocava acordeão, comecei a bolar um monte de passeios de que ela gostava: ir à gravação do programa de TV da Inezita Barroso, viajar, dançar... Quando senti nela os primeiros sinais de cansaço, de esgotamento, levei minha irmã deficiente para morar comigo e mamãe foi viver com a minha irmã do meio. Mas não durou um mês. Tive de montar outra casa para ela. Foi no mesmo quintal de uma senhora, amiga antiga da família, para ficar olhando a mamãe. Ela não aceitaria uma cuidadora, nem faxineira queria. Era muito ativa. Fomos levando assim."

Toda pessoa com demência vai passar, invariavelmente, por fases. Começando pela muito leve, depois leve, moderada e avançada. No início, podem apresentar simplesmente um quadro de esquecimento das coisas recentes. Esse é um clássico da demência da doença de Alzheimer, principalmente. Não há dados sobre isso, mas há pacientes que ficam "estacionados" nessa fase leve por muito tempo. Sabidamente, a demência é uma síndrome com múltiplos fatores que desencadeiam seu surgimento.

Esses casos muito leves são de pessoas que simplesmente não guardam novas informações, mas são independentes nas atividades diárias, como cuidar da casa, cozinhar e, eventualmente, ir ao supermercado ou à padaria, cuidar das finanças, desde que não seja uma atividade muito complexa e esteja restrita ao habitat em que a pessoa viveu a vida toda.

Pode parecer um certo contrassenso, porque, para ter demência, tem de haver alteração funcional. Mas qual delas? São várias. Há pessoas tão bem adaptadas dentro de suas casas que as alterações funcionais acabam não sendo tão perceptíveis. Porém, é certo que, se fossem deixadas absolutamente sozinhas para pagar contas, fazer supermercado e tivessem a ideia de que uma coisa ou outra estava faltando dentro de casa, seria possível detectar essa dificuldade funcional.

É possível, nesses casos mais leves, as pessoas continuarem a morar sozinhas, mas é prudente que haja uma certa supervisão. Pode ser que alguém da família ou amigo próximo more numa casa vizinha, ou apartamento no mesmo andar, por exemplo. E o doente pode tocar as tarefas diárias, com algum acompanhamento. A independência deve até ser incentivada. Mas, uma vez detectada a demência, será preciso um cuidado mais próximo e presente. Nada disso impede, porém, desde que se sinta à vontade, que a pessoa viaje com a família, vá a festas, restaurantes, cinemas, teatros e exerça outras formas de lazer. Dirigir, entretanto, é interditado desde o início, nem com supervisão. Trata-se de um cuidado com a vida do paciente e a dos outros também.

Mudança de comportamento

"Meu marido nunca foi agressivo, mas ficou com a doença. Uma vez, estávamos no sítio e meu filho deu mil reais em notas de cem para colocar uma antena, que custava seiscentos reais. A sobra era metade minha e metade do Fernando. Quando meu filho foi embora, ele queria o dinheiro todo. Me pegou pela garganta. Consegui escapar e me tranquei num quarto. De madrugada, ele queria saber por que eu estava trancada. Até a voz estava mudada. Saí de manhã e o dinheiro estava largado na mesa. Ele nem se lembrava mais de ter tentado me enforcar. Liguei para meu filho: 'Pensei que seu pai ia me matar essa noite'. Ele ficou horrorizado. Levamos meu marido ao médico e a tomografia mostrou que o cérebro estava todo alterado. O médico falou pra não ficar sozinha com ele. Contratamos um cuidador", relembra Laura. "Mais adiante ele não me reconhecia mais. Ficou oito anos com a doença."

"Percebi minha mãe cada vez mais agitada. Como ela sempre foi dona de casa, a toda hora queria fazer alguma coisa. Abria vários sacos de arroz, cozinhava feijão sem necessidade (um dia fez dois quilos). Agora está mais calma, mas ainda anda para lá e para cá sem parar. Passamos muitas noites em claro, nós duas, e tenho de levantar no dia seguinte às 5h30 para trabalhar. Imagina meu cansaço. Penso que ela pode ter alguma dor, deito ao seu lado, faço cafuné, canto. Fico perguntando se está sentindo alguma coisa. Ela fala que sim. Espero um tempo, pergunto de novo ela responde outra coisa", diz Heloísa.

Muitos pacientes de Alzheimer apresentam mudanças de comportamento: podem ficar agressivos, perambular o dia todo, mesmo dentro de casa, fugir, perder-se. Isso traz um desgaste para o paciente e sobrecarrega para quem cuida dele. Nesse ponto, além dos medicamentos específicos do Alzheimer, outras drogas entram no jogo. Antipsicóticos, antidepressivos e anticonvulsivantes, por exemplo, são indicados para melhorar o comportamento. É importante ficar atento aos sintomas e informar ao médico para a correta prescrição. As doses vão sendo ajustadas aos poucos para que o paciente tenha qualidade de sono e tranquilidade no dia a dia, sem, no entanto, ficar inativo.

A perambulação é uma das maiores preocupações de quem cuida. Como a memória é afetada, o paciente pode se perder ao sair sozinho e não conseguir voltar para casa. São comuns os relatos de famílias que se envolvem em verdadeiras maratonas para encontrar seu "fugitivo". A agitação também provoca um enorme desgaste. Por isso, a partir do diagnóstico, independentemente da fase da doença, a pessoa não pode ficar só. Muitas atividades podem ser mantidas, e até incentivadas, mas com supervisão, incluindo a higiene. Fica mais prático e produtivo definir um responsável por questões legais, pela curatela e mesmo pelo dia a dia. São raros os casos em que todos da família são presentes. O ideal é que alguém gerencie os cuidados, mas sem se sobrecarregar.

"Eu ficava parte do tempo em São Paulo, e o Fernando, lá no sítio. Uma vez ele disse para o caseiro que ia ver uma chácara em Juquiá. Ninguém viu problemas, porque meu marido costumava ir para lá. Só que não voltou e eu fiquei desesperada. Apareceu quatro dias depois. Estranhei, mas ainda não sabia que o Fernando tinha Alzheimer. A coisa foi piorando e eu passei a ficar direto junto dele. Quando irritado, ele queria passear. E eu ia com ele. Pegava ônibus, metrô, adorava andar na avenida Paulista. Às vezes, não queria sair do metrô, era difícil. Mas, para minha surpresa, um dia tinha um paraguaio vendendo echarpes bonitas e eles conversaram bastante em castelhano; ele não esqueceu a outra língua", afirma Laura.

"Sempre escondia as chaves, mas uma madrugada meu marido me trancou em casa e saiu andando pela rua de pijamas! Não tinha como ir atrás dele. Tive de ligar para um conhecido que o encontrou já longe. Não dormia mais. Cercava-o e ele saía. Remédio não dava certo. Trocava e não dava certo. Aumentava a dose e ele ficava fora de si. Tinha medo que ele sumisse. Deixei fotos no terminal de ônibus e no metrô Sacomá e no Terminal Rodoviário. Meu filho fez uma plaquinha com o nome dele e meu nome e telefone para usar pendurada com corrente no pescoço. Deixava sempre um bilhete no bolso da roupa, dizendo seu nome, que tinha Alzheimer e telefone e endereço para contato."

"Meu pai era coronel do Exército. Depois que se aposentou lia muito, viajava bastante, passeava com o cachorro, consertava as coisas da casa, cuidava das plantas, fazia compras. Ele sempre foi uma pessoa muito repetitiva, mas fomos observando que isso estava se intensificando. E estranhamos muito seu comportamento: começou a convidar mendigos e desconhecidos para entrar em casa. Já não sabia explicar o que tinha feito. Duas ou três vezes, de madrugada, ficou parado no portão de casa. O que estava fazendo? 'Acordei e vim pra cá.' Foi ficando cada vez mais diferente, menos interativo. Ele sempre leu jornal, todos os dias. Nos últimos quatro anos antes de morrer, porém, pegava o jornal e ficava sempre na mesma página. Perguntava o que tinha lido e ele não conseguia verbalizar o que o olho via", diz a médica Elisa, de 60 anos, filha de Arnaldo.

■ Síndrome do pôr-do-sol

Elisa percebeu que o pai costumava ter o comportamento mais alterado quando começava o entardecer. "Ele sentia uma agitação, uma aflição enorme no fim do dia. Mas descobrimos que se tranquilizava se a gente ia dar uma volta de carro, mesmo breve. Passamos a fazer isso rotineiramente." E Arnaldo queria ir alinhado. "Gostava de colocar terno e gravata e se arrumava todo para sair." Voltava mais calmo.

A agitação também tomava conta da mãe de Isabel assim que escurecia. "Às vezes, ela falava horas e horas sem parar. Eram palavras sem sentido, eu tentava conversar, acalmar. Mas era como se ela nem me visse. Eu ficava muito preocupada. Tinha medo que desse algum problema cardíaco, um AVC. Uma noite, só parou de falar às 6 da manhã e dormiu até as 14 horas. Não consegui dar café da manhã nem almoço nem remédios. O geriatra indicou o uso de uma dose bem leve de antipsicótico e o emprego de outros recursos, como aromaterapia com lavanda, músicas suaves, luz tranquilizante, massagem. Funcionava bem, mas nem sempre."

"Às vezes, não dormíamos. As duas. Numa dessas madrugadas, vi um *post* que uma amiga, médica por sinal, tinha acabado de colocar na internet. Eram 3 horas da madrugada. Esgotara seu estoque de histórias infantis para ver se a mãe, que também tinha Alzheimer, dormia e nada. Compreendi perfeitamente a sua frustração. Mas percebi também quanto carinho havia naquelas nossas noites em claro."

Alguns pacientes com a demência da doença de Alzheimer podem apresentar agitação, irritabilidade, confusão e até agressividade agravadas a partir do fim da tarde/início da noite. O fenômeno é conhecido como síndrome do pôr-do-sol. Ainda não há uma conclusão sobre a causa. Uma das possibilidades é a alteração da melatonina – o chamado hormônio do sono –, produzida pela glândula pineal, localizada no cérebro, que sinaliza ao corpo se é dia ou noite, sendo responsável por regular o relógio biológico. Outra questão é a sensação de insegurança com o escuro, medo frequente que aflige bebês também.

Se acontecer, uma das primeiras ações que podem amenizar o problema é fazer com que a pessoa não perceba que o sol está se pondo: fechar a janela, acender as luzes e evitar a escuridão, as sombras. Procurar mudar o foco, distrair o doente também ajuda: oferecer um lanche que não atrapalhe o jantar, como uma fruta, uma bebida, um docinho, se puder, algo que a pessoa goste de comer; iniciar alguma atividade prazerosa, como fazer crochê ou pintura, ouvir música ou assistir a um filme. Uma boa leitura ou conversa também podem dar bons resultados, mesmo que seja por meio de um telefonema ou videochamada.

Quando chegar a hora de dormir, deixe o ambiente o mais agradável possível, sem barulho nem circulação de pessoas. Desligue a televisão e coloque uma música suave. Uma luz fraca e azul é relaxante, assim como massagens leves nos pés e nas mãos com creme, à base de lavanda ou jasmim, por exemplo. Ficar atento a sinais de dor ou fome, que impedem o repouso. Evitar refeições pesadas no jantar.

Podem ser necessários medicamentos para garantir tranquilidade e qualidade do sono; eles devem ser receitados por médico. Trocar ideias com quem passa pela mesma rotina, como familiares, amigos ou cuidadores treinados, também ajuda. Cada um encontra suas fórmulas para lidar com a doença.

5

Mas quem vai cuidar?

"A gente se gostou muito. Tivemos um casamento feliz. Nunca brigamos ou discutimos. Passeamos muito depois que os filhos se casaram. Era um amor lindo. Aí veio o Alzheimer. Que doença terrível! Mesmo eu tendo mais de 80 anos quando ela começou, cuidei cinco anos da Amália com amor e carinho em casa, com a ajuda, em alguns períodos, de uma senhora. Mas estava demais pra mim, um lado do meu rosto começou a tremer de nervoso. Falei com os meus filhos e decidimos colocá-la na clínica. Mas eu ia até lá todo dia dar almoço para ela, sem faltar. Quando eu apontava na porta, ela sorria. Mas eu perguntava o nome dela e nem isso ela sabia mais, então a chamava de Pombinha", diz Olavo.

"Quando minha mãe começou a não estar bem por causa do Alzheimer, fui ver várias casas de saúde e não tive coragem de interná-la. A gente deve ter dado trabalho para a mãe. Achei que devia cuidar dela. Passei muito nervoso, mas fiquei firme. Eu tenho só uma irmã e mais velha. Mudamos da casa do Pacaembu para morar num apartamento no Morumbi, porque minha irmã, muito abastada, morava no bairro. Achei que seria bom ficar perto dela. Ela tem uma casa enorme e a mamãe poderia ficar uma semana com cada uma. Ela disse: 'Nem pensar'. Ficou onze anos sem ver a mamãe. Vinha ao nosso prédio visitar uma conhecida, mas não passava por aqui. Quando percebi que mamãe estava no fim, liguei para minha irmã. Eu disse: 'Não sei quanto tempo ela tem. Se quiser, venha'. Apareceu no mesmo dia. Mas eu queria que tivesse vindo antes, quando minha mãe sabia quem ela era, para conversar, ajustar as coisas. Veio e não voltou nunca mais", lamenta Lígia, que cuidou sozinha da mãe em casa até o falecimento, aos 100 anos, com ajuda eventual dos filhos.

Quem vai cuidar do idoso? Pergunta difícil. E com demência? Mais difícil ainda. Essa é uma das decisões mais complicadas enfrentadas pelas famílias. Por conta dela, costumam aflorar discussões, sentimentos como culpa e mágoas, descaso, negligência, desentendimentos econômicos e até um "jogo de empurra". Situações nada saudáveis para o doente. E extremamente desgastantes para as relações familiares.

O Campeão de Dominó do Alaska
IRMÃO: Eu vou embora desse hospício!
CAÇULA: [...] Você não enxerga que ela precisa de tratamento? De cuidado médico?
IRMÃO: Você tá aí pra isso.
CAÇULA: Vá se lascar! (*pausa, remói*) Eu não sou enfermeiro! [...]
IRMÃO: Ela não tá tão mal.
CAÇULA: (*cansado*) Você não faz ideia do trabalho que dá.
IRMÃO: Ué... Você mesmo disse que...
CAÇULA: Era mentira! Eu tenho vergonha de dizer que dá um puta trabalho cuidar da minha mãe. É tão feio um filho dizer que a mãe dá trabalho.
IRMÃO: Se for verdade, não é feio.
CAÇULA: É feio porque é verdade. (à Mãe) Eu vou fazer café pra gente. [...]
MÃE: (*explica ao Irmão*) Eu tô doente.
Irmão e Caçula se olham, sem jeito.
MÃE: Eu não sei o que eu tenho. Acho que ele já me disse... mas eu não lembro...
IRMÃO: Mãe...
MÃE: (*sem ouvir*) É triste demais não lembrar. Por que eu tô aqui, tô olhando vocês na minha frente... Eu conheço vocês, eu sei que eu conheço, mas não lembro de onde... Pode ser que daqui a pouco eu lembre, mas depois eu esqueço de novo... Apaga tudo... [...]
CAÇULA: ...Você não faz ideia de como é difícil. Todo santo dia, essa mulher se desmancha na minha frente. Eu vejo ela se diluindo no meio da sala. Se apagando, cada dia um pouco. Ela já não é mais a minha mãe! Nem estranha ela é. É um nada! Todo dia, quando eu deito na cama, eu sinto que tô dormindo perto de um corpo sem alma, sem memória, sem porra nenhuma. O corpo ainda é o da mãe. Mas o olhar, não. O olhar é oco. (*faz um carinho na mãe, nos cabelos dela, que gosta*) Eu rezo todo dia pra ela morrer dormindo. Eu não queria ver ela morrer, entende? Então, eu peço pro anjo da guarda...
MÃE: (rezando) Santo anjo do senhor, meu zeloso guardador...
CAÇULA: Mata ela...
MÃE: (rezando)... já que a ti me confiou a piedade divina...
CAÇULA: ...leva ela...
MÃE: ... sempre me rege, me guarda, me governa e ilumina...
CAÇULA: ...me livra dela!
MÃE: (sorri, infantil) Amém.
CAÇULA: Mas aí, quando eu acordo, ela tá lá. Viva.
MÃE: Diz "amém"!
CAÇULA: (rendido) Amém.
Trecho da peça do dramaturgo e jornalista Mário Viana. Conta a história do filho mais velho, que fica longe de casa muito tempo e, na volta, encontra o irmão caçula cuidando da mãe com Alzheimer. O mais velho quer entregar a mãe para pagar uma dívida de jogo

É importante observar o limite de cada um. Há quem vá conviver com pai ou mãe com Alzheimer, vá cuidar e ser presente. Mas também existem aqueles sem condições psicológicas para cuidar e mesmo os que simplesmente não querem se envolver. Alguns lidam melhor do que outros com essa situação.

Mesmo depois que uma parte da família se propõe a assumir os cuidados, entram em cena problemas como o tempo dedicado e a questão financeira. Às vezes, esse responsável é aposentado ou trabalha em casa e pode estar presente o tempo todo ao lado do paciente, que pede supervisão constante. Mas o mais comum é que essa pessoa tenha um emprego formal, com horários a cumprir e ainda precise, além de arcar com as despesas pessoais, assumir os novos gastos que a doença traz.

Como resolver esse impasse? O socorro pode vir de um amigo com tempo disponível ou de um parente mais distante disposto a colaborar, mesmo que por algumas horas. Há quem prefira, porém, buscar ajuda profissional de um cuidador, enfermeiro ou um residencial para idosos. Isso tem um custo, sem contar o impacto afetivo. Mais uma vez vai ser preciso dialogar muito, pesar cada detalhe e buscar o equilíbrio. E ser presente, qualquer que seja a opção escolhida. Não dá para apenas delegar.

"A descoberta do Alzheimer veio pouco depois que fui demitida da empresa onde trabalhava. Senti como se fosse um sinal de que era para eu assumir os cuidados da minha mãe, então com 82 anos. Passei a trabalhar como *free lancer* para estar junto dela. Sempre moramos juntas. Prometi que, enquanto soubesse quem eu era, ficaria ao seu lado. E ela nunca me esqueceu, embora, com o avanço da doença, tenha passado a me chamar de mãe. Ouvi muitas críticas, até de pessoas bem próximas, por ter abandonado uma carreira de sucesso. Mas segui adiante. Tenho certeza de que fiz o melhor", diz Isabel. "No começo, éramos só eu e ela, 24 horas por dia. O resto da família era visita, embora sempre disponível. E, se precisava de algo, era só chamar. O médico disse que meu estímulo constante fez a diferença. Depois de cinco anos, com o avanço da dependência dela, treinei uma moça para ser cuidadora. Escolha maravilhosa: ela trabalhava oito horas por dia, ajudando com a casa também, e as restantes 16 horas diárias eram comigo."

O operador de empilhadeira Victor encontrou a solução no quintal da casa da mãe. "Temos uma vizinha há 35 anos, amiga da minha mãe, que aceitou tomar conta dela de manhã e à noite. De tarde, outra amiga, que é cuidadora, assume. Eu acertei no trabalho de fazer meia hora a mais de almoço, então posso vir cozinhar para ela todos os dias, comemos juntos e compenso no fim do expediente. Ainda volto à noitinha e fico até umas 20 horas. Aí ela dorme a noite toda e a vizinha fica de olho. Não quero colocar a mamãe em casa de repouso. É caro para mim, quase R$ 3 mil a mais barata, e acho que vai acabar abandonada. Você aparece uma vez por semana, depois a cada 15 dias. É o que acontece. Eu estou cuidando dela. É sacrificante, mas quero cuidar. Sou filho único e tenho dois filhos. A menina não vê a avó faz um tempão. Minha mulher está com depressão. Até ajuda a levá-la ao médico, mas diz não ter estrutura para isso. Além do mais, as duas se arranharam a vida toda."

"Essa doença parou a minha vida. Trabalho desde os 16 anos. Acabei o ensino médio e queria fazer o curso de técnico em radiologia. Mas não consegui. Os gastos são muitos. Eu tive de assumir a casa. É difícil, a gente não está preparada para isso. Por eu ser solteira e meu irmão ter família e morar no interior, ele acha que eu tenho de assumir tudo sozinha. Inverteram-se os papéis: eu sou a mãe e ela, a filha. Mas sinto uma paz grande dentro de mim. Lógico que a gente fica cansada. Mesmo com dificuldade, morando em Heliópolis, consegui uma pessoa para ficar com ela. Hoje meu refúgio é o trabalho. Cuidar dela 24 horas por dia não sei se aguentaria", afirma Heloísa. "Mas nunca pensei em casa de repouso. Tenho medo. O dever dos filhos de cuidar dos pais é bíblico. Às vezes desanimo. O tempo passa e penso: puxa, não fiz nada para mim. No momento, quem precisa é ela."

■ O exercício da paciência

"'Como é seu nome? Você é casada? Quantos filhos você tem? São pequenos? Você mora longe?'" Foi dessa forma que minha avó Julieta recebeu a nova cuidadora, que nunca tinha visto uma pessoa com Alzheimer antes. A moça tinha olhos grandes que se arregalaram quando, uns cinco ou dez minutos depois, teve de enfrentar a maratona de perguntas inteira de novo, como se não houvesse respondido cada uma delas, pacientemente. E isso aconteceu muitas e muitas vezes. A paciência foi testada todos os dias, durante anos e anos – a da cuidadora, dos filhos, a minha, a dos outros netos, dos amigos – nas mais variadas situações: ao descrever o que tinha para comer duzentas vezes, ao ficar tirando todos os objetos da mesa do almoço de domingo que ela fazia questão de pegar, na vontade de bater papo na madrugada, no esforço para entender o que ela falava sem magoá-la. Tantas coisas", relembra Rafaela.

"O geriatra da minha mãe era um fofo, mas tinha um costume capaz de estressar qualquer um que tem um parente com Alzheimer: sempre atrasava pelo menos uma hora para chamar para a consulta. E para convencer a mamãe a esperar? Ela repetia à exaustão a frase: 'Vamos embora.' Seguida de: 'Quero ir para casa' ou 'Não quero ficar aqui. O que viemos fazer?' E se levantava, indo em direção à porta. Eu explicava com calma que o médico já ia chamar, mostrava uma revista, oferecia uma balinha... E sorria para os outros pacientes, visivelmente incomodados com a falação", conta Isabel. "Passei muitos apuros com a mamãe na parte da alimentação também: às vezes ela não gostava de nada. Simplesmente não abria a boca. Cheguei a cozinhar quatro pratos diferentes em seguida. O segredo é o respeito. É com ele que a paciência se fortalece."

"E quando minha mãe também não queria comer? Eu cozinhava para ela. Oferecia um prato e ela rejeitava. Fazia outro e outro até ela aceitar. Você tem de entender, ter paciência. Não pode dar bronca em velho. Muitos tratam o idoso como uma pessoa que não pensa, que não tem sentimentos", afirma o jornalista Miguel, de 64 anos, filho de Inês, de 105 anos.

"Uma vez, meu pai só dormiu às 8 da manhã. Passei a noite inteirinha acordado, escutando ele falar, falar e falar coisas que nem entendia mais. Teve uma hora em que a paciência acabou. Achei melhor sair de perto. Deixei ele deitadinho, com a luz acesa para não sentir medo e fui me esconder num quarto no andar de cima do sobrado. Senti tanta raiva dessa doença horrorosa naquela e em outras noites. Pretendia ficar lá 'pra sempre', mas e o medo que acontecesse alguma coisa? Respirei fundo, desci e velei sua falta de sono. Quando a cuidadora chegou, fui trabalhar, exausto", explica Bruno.

Cuidar do doente de Alzheimer é um exercício de paciência constante. E nem todo mundo a tem na essência. Paciência precisa ser desenvolvida, cultivada. Envolve amor, carinho, respeito e entendimento dos mecanismos da doença. Faz parte da rotina responder a mesma pergunta infinitas vezes, porque a pessoa afetada esquece-se das coisas recentes; ter de acalmar o paciente nos momentos de agressividade ou de alucinações; ajudá-lo a lembrar-se de como fazer as coisas simples do dia a dia, sem interferir demais; esperar que ele coma, mesmo que seja muito lentamente, sem apressá-lo (pode ser preciso um prato térmico para evitar que a comida esfrie e se torne desinteressante).

Inclui não se ofender se seu pai ou mãe não se lembram de quem você é, tratam o neto como um estranho, chamam a filha de mãe ou acham que o filho agora é seu marido. Não é proposital.

Se perceber que a paciência acabou, dê uma pausa, tome um copo de água, procure distrair a pessoa para que ela mude o comportamento. Pode colocar uma música que ela goste, mostrar fotos ou as figuras de um livro de animais ou flores, por exemplo, oferecer uma fruta, convidar para uma caminhada. O importante é desviar o foco.

E não fique frustrado, se nada der certo. Não encare como um problema pessoal, como uma desfeita. Às vezes, a mudança de comportamento tem seu próprio tempo. Pode ser preciso até utilizar algum medicamento para acalmar.

6

Como escolher o cuidador ou a casa de repouso?

"A Luana foi um achado. Antes chegamos a ter duas cuidadoras, já experientes, mas eram rudes e não gostamos. Comecei a procurar alguém pela internet e achei uma pessoa, mas ela não podia e indicou outra, que não era cuidadora, mas era 'super do bem'. Chamei para conversar, gostei e fiz uma experiência. Uma tia veio de Ribeirão Preto para observar como a moça agia e adorou. Eu e meus irmãos orientamos: a prioridade é minha mãe. Você vai cuidar da casa também, mas isso vem depois. Acertamos! Ela adora minha mãe. De noite, quem assume é uma senhora que mora no mesmo prédio e precisa complementar a renda. Foi indicada pela cabeleireira e já havia cuidado da mãe com Alzheimer", conta Fabiana, 55 anos, terapeuta naturopata, filha de Tereza, de 85 anos.

Segundo ela, a família pensou em colocar Tereza numa casa de repouso "para ter companhia, atividades". "Chegamos a definir um residencial. Gostamos do local e levamos minha mãe para conhecer. Ela gostou. Combinamos de passar um fim de semana para experimentar. Ela ficou feliz e, quando fui buscá-la, não quis ir. Disse: 'Não me tira daqui, quero morrer na minha casa'. Eu não levei, claro."

"Encontrei uma pessoa sensacional. Bem jovem, mas paciente e responsável. Tinha feito curso de cuidadora, trabalhado num asilo, mas durou pouco no emprego. Morava longe demais e teve de sair. Depois vieram outras, também capacitadas na teoria. Na prática, eram um desastre. Aí resolvi treinar uma moça muito atenciosa e ela se saiu melhor do que qualquer profissional que já encontrei. Ficou conosco quatro anos. Só saiu quando minha avó faleceu, aos 89 anos, e logo arrumou emprego", diz Rafaela.

"Resolvemos levar meu pai para uma casa de repouso. Foi minha mãe quem sempre cuidou dele antes, pessoalmente. Sem cuidador profissional nem empregada. Mas um dia disse que não conseguia mais, porque ele estava com dificuldade para andar e, se caísse, não aguentaria levantá-lo. Mas a primeira clínica deixou a desejar. Meu pai ficou com uma ferida profunda, grave. Ficou desidratado também. O médico falou pra mim: 'Como o senhor o deixou ficar assim?' A gente vai visitar e ele está limpinho, penteado, com talco, cheiroso. As pessoas são pagas para cuidar. Como eu vou ver se está com escara? Na segunda vez que foi internado, mandei meu irmão. O médico de novo: 'Como vocês permitem?' Puxa, ele está com gente tomando conta. Minha mãe vai vê-lo três vezes por semana. Eu apareço quando necessário. Mudamos de clínica e colocamos até uma cuidadora nossa lá dentro, dizemos que tem de ser nossos olhos", desabafa Guilherme.

Se a família optar pela ajuda de um cuidador externo, deve redobrar a atenção. Curso não é garantia de bom profissional. Alguns são muito rasos. E as escolas, quando indicam alguém, não se responsabilizam por nada. Então, a formação é importante, mas é indispensável ver referências, conversar com os antigos patrões, avaliar documentos e a forma como o candidato interage com o paciente. Não se pode esquecer que será uma pessoa estranha dentro da casa, com acesso à rotina familiar e contato direto com seu ente querido.

E o idoso com Alzheimer, de acordo com a fase da doença, pode apresentar dificuldades de comunicação ou fazer várias vezes a mesma pergunta, ter problemas de mobilidade, confundir-se, usar fraldas, precisar de ajuda no banho e na alimentação, ter alucinações, ser agressivo, ficar agitado ou apático. Paciência, de novo, é a palavra-chave. O cuidador deve estabelecer uma relação de solidariedade, respeito e tolerância. Colocar-se no lugar do outro ajuda bastante a identificar as necessidades e as formas de cuidar com qualidade. Importante estabelecer claramente quais serão as funções dele.

E, conforme avança a doença e a ocorrência de outras enfermidades, o cuidado em casa pode se tornar impossível e ser necessária a internação. Mais uma vez, vá atrás de referências. Observe se as instalações são adequadas (conforme indicado no capítulo "Uma casa segura"), e os profissionais, capacitados. As famílias devem verificar se a clínica tem registro atualizado na Agência Nacional de Vigilância Sanitária (Anvisa) e se possui o alvará de funcionamento expedido pela vigilância sanitária do município, por exemplo. Sites de queixas de consumidores, como o www.reclameaqui.com.br, também ajudam a identificar problemas.

"A gente não quer aceitar. Quando os meninos resolveram colocar o Fernando numa clínica, eu não queria. Eu chorava sem motivo, estava esgotada, magra, seca mesmo. Mas ficou difícil dar conta sozinha dele. Eu já estava com quase 80 anos. Ele usava fralda e tirava, sujava tudo. Não parava e vivia fugindo. Uma vez, ele entrou num ônibus e ficou o dia todo andando. Até que um motorista resolveu ajudar. Olhou em seu bolso e encontrou o cartão que eu sempre colocava ali. 'Esse senhor tem Alzheimer, seu nome é Fernando e sua esposa, Laura', informava, e registrava endereço e telefone. O motorista ligou e o trouxe. Ele chegou fraco, esgotado, com fome. Meus filhos choravam, eu chorava. Bastava distrair um minuto e ele saía. Queria ir pro sítio. Meus filhos começaram a procurar uma clínica. Mas em São Paulo é muito caro. Como dois deles moram em Salvador, encontraram uma legal lá, um sítio, com muito verde, galinhas, essas coisas que ele amava e o Fernando se sentiu bem", diz Laura.

"Minha mãe, que se aposentou como auxiliar de enfermagem e sempre foi muito ativa, começou a ter problemas de memória aos 90 anos e eu associava isso à velhice. Mas, após uma internação por causa de um AVC, os lapsos ficaram piores. Repetia as perguntas, falava coisas sem sentido. Mas ainda havia um diálogo, conseguia conversar. Não falamos para ela que era Alzheimer. Eu e meu irmão temos uma relação de gratidão com minha mãe. Um respeito grande. Em 2008, ela teve uma queda em casa. Estava sentada em uma poltrona. Eu, minha esposa e a cuidadora do lado dela e ela caiu! Tinha osteoporose e fraturou o fêmur. Estava com 97 anos", explica Miguel.

"Quando saiu do hospital, não dava mais para ir para casa. Tínhamos decidido que, quando o Alzheimer se manifestasse, íamos colocar em uma clínica. Tem gente com problema de adaptação, de melancolia. Minha mãe se adaptou bem. A clínica cuida, dá o suplemento alimentar, banho. Mas carinho e atenção são compromissos dos filhos, parentes, amigos.

Vamos sempre visitá-la. Mas já presenciei coisas de arrepiar. Vi um filho visitar a mãe velhinha e ficar descrevendo o carro que comprou, quando ela só queria que ele passasse a mão na sua cabeça, perguntasse como estava, o que tinha comido... Muitos nem sequer recebem visita. Então, eu encho minha mãe de beijos e de carinho e depois converso com os outros também, sem preguiça."

7

Estimular sempre

"Até os 82 anos, minha mãe lia jornal todos os dias, assistia ao noticiário na TV e comentava comigo, cozinhava, tecia lindas toalhas de crochê, fazia compras, conversava com as amigas, telefonava para saber se todos estavam bem (sabia os números de cor) e cuidava do jardim. Não parava, apesar da dor na coluna. Veio o Alzheimer, e ela foi perdendo a memória e deixando de fazer as atividades. A família se empenhou em manter vivas suas habilidades, as possíveis pelo menos. Nem que fossem coisas simples, como assinar o nome várias vezes. Um exercício. Tentamos colorir ou fazer desenhos. Comprei livros de animais e de flores, com imagens grandes, para falar os nomes, onde viviam, se eram bravos, que sons faziam. Jogos de encaixar e de memória. Porém, ela parecia estar pouco à vontade. Lançava aquele olhar como se sentisse que estávamos gozando da cara dela, querendo que fizesse 'coisas de criança'. O sucesso foi maior com o crochê: as toalhas, com o tempo, viraram bicos em panos de prato. Mas ela fazia com gosto, uns três por dia. No começo um ponto mais elaborado e depois mais simples. Fez por vários anos, quase até o fim. Achava um exercício bom: tinha de contar, raciocinar. Tenho centenas deles", conta Isabel.

"A música se manteve ainda mais tempo. Li outro dia que essa memória fica em outra parte do cérebro, que se altera numa fase mais avançada da doença. Encontramos DVDs com músicas de sua juventude e ela cantava junto. Gostava tanto que mandava todo mundo ficar quieto para ouvir. Ainda mais no Hino Nacional, executado por uma orquestra de violeiros, sem letra. Parecia querer respeito. Quando as palavras já não saíam com facilidade, cantarolava", afirma Clara, irmã de Isabel. "Eu cantava com ela. Um dia comecei, esqueci a letra e ela continuou. Fiquei tão feliz! Rezar também era bem produtivo. Às vezes escapava uma ou outra palavra, mas ela ia bem. Ou só ficava escutando, bem atenta", relembra Clara.

"Ave Maria, Pai Nosso e, o preferido, 'Santo anjo do Senhor, meu zeloso guardador. Se a ti me confiou a piedade divina, sempre me rege, me guarda, me governa e me ilumina. Amém'. Muitas vezes foi com a oração que a acalmei e me acalmei nas noites de insônia, nos momentos de agitação", diz Isabel.

"Quando minha mãe foi diagnosticada com Alzheimer, a médica falou que deveríamos comentar com ela que precisava prestar mais atenção e não esconder a doença. Tratar com carinho sem fingir que tudo estava bem. A doutora pediu que a mamãe fizesse alguns exercícios, leitura, palavras cruzadas, mas ela nunca quis. O que gostava era de tricô e crochê. Ainda continua fazendo o crochê. Temos dez gavetas cheias de toalhas, todas iguais. Uma gerontóloga ajudou muito a encontrar um caminho melhor. Eu queria propor atividades e situações que estavam fora do seu interesse. Arrumei até um cachorrinho. Queria que fosse companhia pra ela, mas nunca tinha tido um bicho na vida toda. Resultado: o cachorro terminou na área de serviço e ela não quis saber dele. São erros que a gente comete tentando fazer o bem. Sugeria aulas de arte, grupos de idosos e ela falava: 'Não quero aprender mais nada'. A gerontóloga questionou se era esse o perfil dela, se era uma pessoa de atividades fora de casa, com vários amigos, cachorro... Se não gostava de nada disso, não era por causa do Alzheimer que agora ia querer", explica Fabiana.

"Lapsos de memória já aconteciam, mas minha mãe andava, falava bem. Para estimular a memória, eu ficava pedindo para ela descrever tudo, as receitas, a juventude. Perguntava: Como se escolhe o peixe? E como faz a tainha? Como é o pudim? Ela lembrava tudo com clareza. Mas, se perguntava seu nome ou o meu, não sabia. Eu repetia muito coisas como essas para tentar manter alguma coisa. Da vida antiga, sabia tudo. Meus pais gostavam de dançar, de ir a restaurantes dançantes. Ela adorava relembrar, resgatava nomes das pessoas que iam ao baile, como eram as festas. Mas a memória recente apagava-se", observa Miguel.

O estímulo cognitivo constante é muito importante, embora funcione melhor na fase mais leve do Alzheimer. Mas é indispensável insistir, mesmo mais adiante, tentar encontrar canais de comunicação, ser presente. Isso faz a diferença. O médico pode ajudar com algumas orientações e há dois outros profissionais, o terapeuta ocupacional e o gerontólogo, que costumam trazer boas contribuições também. Trocar ideias em família ou com quem tem a mesma vivência é bom também.

Há uma série de atividades estimulantes como a leitura em voz alta ou a contação de histórias (você conta e estimula que o outro conte), o uso de fotos (perguntar quem é, onde estava, detalhes), jogos em geral, incluindo no computador, trabalhos manuais, música e oração. Manter tarefas domésticas com supervisão também é válido. Uma arrumação simples da casa – como tirar o pó, varrer ou dobrar roupas tiradas do varal – pode dar bons resultados, assim como cuidar das plantas. Dançar é genial.

"Sempre tivemos uma monte de porta-retratos com fotos da família na estante, que ficava bem na passagem da sala para a cozinha. Minha avó costumava passar por ali várias vezes por dia e gostava de olhar. A gente sempre perguntava quem estava ali. Às vezes, sabia direitinho, noutras não lembrava. A gente explicava e ela parecia reconhecer. Fizemos álbuns também. As fotos antigas faziam mais sucesso", diz Rafaela. "Cozinhar com minha avó também era um grande prazer, apesar das perdas que vieram com o Alzheimer. Ficávamos juntas na cozinha, embora ela já não se aventurasse no fogão, mas eu ia comentando a receita, perguntando como ela faria, se achava que ia ficar gostoso. Dava uma atividade mais simples como lavar uma salada, por exemplo, colocar a mesa, colocar os ingredientes do bolo que eu ajudava a separar. Sem que ela se sentisse incapaz."

"Eu coloco minha mãe para pintar para se distrair um pouco. Antes, ela frequentava um Centro Dia do Idoso municipal, em Heliópolis. Ficava lá das 8 às 18 horas. Achava tão bom, porque trabalho fora e não tenho muitos recursos. Tinha atividades lá, mas a dispensaram. Disseram que ela não se encaixava mais no perfil do projeto, porque precisava de dedicação exclusiva e eles não podiam oferecer isso. Estou tentando encontrar outra atividade", queixa-se Heloísa.

Dona Sueli, mãe de Victor, também perdeu a vaga na mesma instituição após quatro meses. "Toda segunda-feira, a casa da minha mãe é ponto de pregação dos evangélicos da igreja que ela frequentava. Ela ainda canta alguma coisa, bate palmas e os pezinhos. Aprendeu isso na 'creche para idosos'. Eu a levava de manhã e pegava no fim do dia, mas a doença avançou e foi mandada de volta pra casa. Falaram que ela anda sem parar, usa fralda, não tem as características que o projeto prevê", diz Victor.

8

Uma casa segura

"A família resolveu cuidar da minha mãe em casa. Eu tirei tudo do caminho no apartamento dela, em Santos... Tapete, mesinha. Mas a porta do banheiro foi um problema. Ela entrava e se trancava. Às vezes não conseguia abrir. Tirei a chave e, para ganhar tempo, disse que tinha quebrado e um cara estava arrumando a fechadura. Comprei uma placa de ocupado/desocupado e todos já sabem: se a porta está fechada, ninguém entra. Tiramos todas as chaves dos outros cômodos também e tomamos o cuidado de deixar cópias na portaria do prédio", explica Fabiana.

"Coloquei barras de segurança nos banheiros do sobrado, no Ipiranga – dentro do box, perto do lavatório e do vaso sanitário –, instalei corrimãos dos dois lados da escada, uma rampa da cozinha para o quintal para eliminar o degrau e com corrimãos também. Como minha mãe sempre teve o costume de andar no escuro e caiu duas vezes no banheiro depois do Alzheimer, optei por luminárias com sensor de presença no quarto, no corredor e no banheiro e o alto da escada ganhou uma porta, sempre fechada quando estávamos no andar de cima. Removi tapetes, mesa de centro e troquei os tacos de madeira – alguns estavam soltos – por piso frio e antiderrapante na sala. No resto da casa, todo o piso não escorregava", afirma Isabel.

"Usava babá eletrônica com vídeo para observar meu pai e coloquei um alarme com sensor de presença para o caso de ele sair do quarto. A cama ficava encostada na parede de um lado e colocava cadeiras para escorar do outro", diz Bruno. "Quando ele passou a usar cadeira de banho, a porta do banheiro ficou estreita. Retirei até o batente e instalei uma porta de correr. O box foi desmontado também."

"Tive de colocar cadeado em tudo – armários, pia e estava estudando um jeito de trancar até a geladeira –, porque minha mulher mexia nas coisas e guardava em lugares errados. Dei um jeito de fechar o lugar do gás também na nossa casa térrea em São João Clímaco. A Amália não parava. Andava para lá e para cá, abria as torneiras e largava jorrando água. Dizia que não tinha sido ela. Descobriu que, balançando, o portão abria, mesmo trancado a chave. Fugiu algumas vezes e corri atrás dela. Troquei a fechadura, mas peguei minha mulher várias vezes enfiando garfo, faca, colher no buraco da fechadura querendo sair. Uma vez fiquei acompanhando para ver aonde ia. Ela olhou direitinho para atravessar a rua, mas foi andando longe e eu seguindo. A Amália dizia que ia na casa da mãe dela, que já havia morrido há anos", desabafa Olavo.

■ Ambiente funcional e confortável

Os cuidados com a segurança na casa do doente com Alzheimer são praticamente os mesmos tomados na residência do idoso em geral. Mas vale lembrar que, com o avanço da demência, as necessidades ficam maiores. Alguns perambulam o tempo todo, podem ter um andar vacilante, ficar confusos, esquecer coisas do dia a dia, como abrir portas e acender a luz, ter alucinações. Então, é preciso unir um ambiente funcional à supervisão constante. A intenção é facilitar a circulação e evitar acidentes. A atenção vai da iluminação à disposição dos móveis e tem de se estender para todos os ambientes do imóvel.

A maioria das medidas é simples, como tirar tapetes e obstáculos do caminho, deixar luzes acesas, evitar sombras, corrigir buracos, usar uma louça de cor diferente da toalha para destacar sua localização. Atitudes que não pedem nenhum investimento e têm grande efeito. Uma luzinha noturna, dessas que se coloca na tomada e estão disponíveis em lojas populares, também funciona muito bem para evitar que a pessoa sofra uma queda ao se levantar à noite.

Já há no mercado soquetes com sensores de presença (tanto os que acendem as luzes quanto os que disparam alarmes) que são enroscados no lugar da lâmpada normal sem precisar de eletricista e sem enormes gastos. Podem ser necessárias pequenas obras, como instalação de rampas. Já a colocação de corrimãos ou barras de segurança dependem apenas de alguns furos e parafusos.

"Mudei tudo no nosso sobradinho na comunidade de Heliópolis, com o Alzheimer. Eu e minha mãe deixamos de dormir nos dois quartos de cima (tinha medo de que ela caísse). Transformei a cozinha em quarto, onde durmo com ela. E dividi o outro cômodo do térreo em sala e minicozinha. Tirei tapetes, troquei piso, tive de mandar fazer um novo encanamento para a cozinha. Canalizamos o gás e o botijão fica lá fora. Para ela não mexer, sabe?", detalha Heloísa.

"Morávamos em uma casa muito grande no Pacaembu, eu e minha mãe. Lá, ela dava trabalho, ficava andando de um lado para outro, tinha os portões, ela mexia nas chaves. Me amedrontava pensar nela escapando. Quando mudamos para um apartamento no Morumbi, ela estava com 89 anos e tentamos montar um quarto igualzinho ao da casa dela para não estranhar. Mesmo assim, primeiro dizia que tudo era ruim no apartamento. Depois foi melhorando e até chegou a falar que era bonito", diz Lígia.

"Tiramos a chave de tudo, o micro-ondas fica desligado da tomada e os remédios da minha mãe são dados só pela cuidadora. Instalamos também câmeras na cozinha, uma direcionada para o fogão, e na sala. E eu, mesmo morando em outro estado, acompanho tudo pelo celular", afirma Cláudia, filha de Lourdes.

Cada coisa no seu lugar

Geral
- Remover tapetes e mesas de centro
- Deixar os caminhos livres de objetos e brinquedos
- Adotar maçaneta de alavanca nas portas
- Guardar chaves em local inacessível
- Sinalizar coisas importantes com desenhos e etiquetas, como a porta do banheiro ou as gavetas
- Sensor de presença com alarme que dispare se a pessoa sair do quarto ou se aproximar da porta da rua
- Babá eletrônica com ou sem vídeo
- Pisos com estampas podem desorientar, assim como os que alternam cores claras e escuras (sensação de buracos)
- Manter janelas fechadas se a pessoa estiver sozinha e verificar a necessidade de instalar telas ou grades, em sobrados e apartamentos

Banheiro
- Usar piso antiderrapante
- Instalar barras de segurança no box e próximo do vaso sanitário e da pia
- Louças sanitárias de cores contrastantes com o azulejo e piso
- Evitar espelhos (muitos não reconhecem a própria imagem e podem ficar assustados)
- Remover trincos e chaves

Escadas
- Colocar corrimão dos dois lados nas escadas e até o fim dos degraus
- Manter sempre iluminada
- Bordas dos degraus de outra cor facilitam visualização

Iluminação
- Dar preferência à luz natural (mudanças da luminosidade no decorrer do dia ajudam a sinalizar a passagem do tempo e balizar o sono)
- Deixar sempre uma luzinha acesa à noite. Pode ser de tomada
- Atenção especial aos corredores
- Evitar sombras

Cozinha
- Deixar facas e objetos cortantes e pesados fora do alcance
- Cuidado com o fogão e o micro-ondas
- Manter o gás desligado
- Usar louças que contrastem com a toalha

9

Rotina é essencial

"Meu dia a dia era apertado quando cuidava da mamãe e da casa, mas não tinha opção. Você trabalha, está fazendo uma coisa e é interrompida toda hora. Tinha de correr muito. Ela queria almoçar às 11 horas, por exemplo! Mas acho que manter uma rotina é essencial para quem tem Alzheimer e para quem cuida. Eu me sentava com ela para almoçar e, sabe, mudei meu horário para 11 também até hoje", conta Lígia. "Mesmo fazendo parte dessa rotina diária, algumas vezes ela não queria ir pro chuveiro. Dizia chorosa: 'Não quero ficar aqui, tá chovendo muito'."

"Percebi que ela se assustava quando a água caía do alto sobre sua cabeça durante o banho. Se encolhia toda. Mamãe até gritava, às vezes, assustada. Tinha até vergonha dos vizinhos. Passei a usar o chuveirinho, mas continuava pingando muito de cima. Então encontrei um modelo que só tinha água na mangueirinha, bem suave. E lavava a sua cabeça sem deixar a água cair no rosto", afirma Isabel. "Logo no começo, coloquei etiquetas nas suas gavetas, para facilitar a localização das roupas, mas, após alguns anos, tive de escolher eu mesma as peças e mais adiante ajudá-la a se vestir. Eu e a cuidadora tentávamos manter horário para tudo: tomar café, remédios, sol, fruta, almoço, lanche da tarde, jantar. E, no meio de tudo isso: fisioterapia, atividades, música, umas voltinhas de carro, no shopping, almoço fora, passeio no parque, o que desse. E sempre fiz questão de que se vestisse bem, combinando as peças, perfumada, penteada, colarzinho, como ela gostava."

"Tem uma vergonha imensa de nós, apesar de sermos mulheres, na hora do banho. Eu e minhas irmãs respeitamos isso. Como tenho medo de deixá-la sozinha, fico olhando pelo vitrô, meio escondida. Percebo que já não se esfrega bem, tem dificuldade de usar o shampoo. Dou uns palpites de leve", admite Natália.

Cuidar de uma pessoa com a demência da doença de Alzheimer requer paciência e jogo de cintura. O paciente pode ter comportamentos variados durante um mesmo dia e se recusar a fazer atividades corriqueiras, como tomar banho e trocar de roupa, comer. Mas não é impossível encontrar uma saída.

Estabelecer uma rotina ajuda, e muito, a organizar o dia para dar conta de todas as tarefas. Saber desconversar, distrair, atrair, mudar de assunto, driblar as adversidades, também.

Essa "agenda" deve levar em conta os hábitos da pessoa, se ela ainda estiver em condições de decidir, como horários de banho e de alimentação, leitura, lazer. Indispensável estimular, sempre que possível, a execução das tarefas pela própria pessoa, sem esquecer da segurança, da supervisão discreta.

A recusa do banho é uma das queixas mais frequentes. Mas por quê? A pessoa pode estar com medo da água que cai em sua cabeça, sentir-se mal. Ter-se esquecido do que tem de fazer, como ensaboar-se, lavar os cabelos. Pode ainda ter vergonha de se despir. O uso do chuveirinho é uma boa medida, a água jorra mais suavemente e é direcionada. Atenção para a temperatura adequada para evitar queimaduras. Enquanto o paciente tiver autonomia, deve ser incentivado a banhar-se sozinho, com supervisão e em ambiente seguro, com as barras e os tapetes antiderrapantes no box. Se for necessário, coloque uma cadeira.

"Secava seus cabelos imediatamente para evitar que ficasse com aquela umidade muito tempo. No inverno, deixava a água escorrer antes de tirar sua roupa para acertar a temperatura e aquecer o ambiente e fechava todas as janelas para evitar correntes de ar", diz Isabel. "Mesmo quando ela não escolhia mais suas roupas sozinha, eu fazia questão de falar: O que acha de colocar essa blusa? Acha bonita? Gosta dessa cor? Vamos passar um perfume?", diz Isabel.

Uma dica: pode ser preciso cobrir o espelho, e não só do banheiro. Muitos têm medo, assustam-se e acham que é outra pessoa, até um estranho, porque já não reconhecem sua imagem. Não querem nem entrar no banheiro por causa disso. Outros até "conversam" com o espelho. Paciência, de novo, é o segredo do sucesso.

10

Já comi!
Faz dias que não como!

"Minha tia-avó teve Alzheimer uns dez anos antes da vó Julieta. Uma vez, quando a doença já estava avançada e ela não podia ficar sozinha, a nora a deixou na vizinha e foi ao mercado. Na volta, a mulher comentou que sua sogra devia amar arroz doce, porque tinha comido três tigelinhas bem cheias. Na verdade, ela esquecia que tinha comido e aceitava mais e mais. Mas a vizinha não sabia. A tia passou até mal. Aconteceu também, várias vezes, de se negar a comer porque dizia que já estava cheia sem ter provado nada ainda", conta Rafaela.

"Faz 12 anos que minha mãe tem a doença e ela está estacionada na fase inicial para a moderada faz tempo. Ela ainda come sozinha, e muito bem, viu? Mas não sabe exatamente o que foi servido, se perguntamos um pouco mais tarde. Mas arrisca o básico e, a maioria das vezes, acerta: 'Pera aí... Não foi arroz, feijão, uma carninha e salada?' É muito esperta. Fica até engraçado o jeito que ela fala", afirma Natália.

"O Campeão de Dominó do Alaska"

"Cozinha simples de um apartamento pequeno. A família está no fim do almoço. IRMÃO está sentado à cabeceira da mesa, encantado com a própria voz. CAÇULA se diverte com a narrativa. MÃE, alheia. Caçula, de vez em quando, dá comida na boca da Mãe...
Caçula observa Irmão, parece pensar. Os dois são distraídos pelos gritos da mãe, na sala.
MÃE: Tô com fome!
Caçula vai até a porta, fala para a Mãe, que está fora.
CAÇULA: A senhora já comeu! (*ao Irmão*) Ela esquece.
Pausinha. Mãe aparece na porta.
MÃE: Me dá comida! (*ao Filho*) Ele esconde a comida!
Caçula pega uma fruta na mesa, dá a ela.
CAÇULA: Toma! Come isso!
Mãe pega a fruta, olha, atira longe.
MÃE: Tá podre! (*grita*) Socorro! Alguém me ajuda! Esse homem tá me matando de fome! Socorro!
FILHO: (*firme*) Para de gritar! Você já almoçou!
Mãe se assusta com o grito, recua.
MÃE: Eu não lembrava... Eu nunca lembro..."
Trecho da peça do dramaturgo e jornalista Mário Viana.

"Fomos passar o réveillon num hotel, na praia, e mamãe estava estranha. Na ceia, ela teve tanta dificuldade com os talheres que ficou chateada e desistiu de comer. Despistando, disse que não tinha gostado. Mas o problema era outro. Não sabia como comer naquele momento. Bebia o refrigerante uma hora no copo e outra na lata, muito confusa, chegou a colocar a lata dentro do prato. No outro dia, porém, estava bem melhor. Mesmo com Alzheimer, foi incentivada a ser independente. Usou os talheres normalmente por uns cinco anos após o diagnóstico. Aí parou de cortar. Depois trocou o garfo pela colher e, então, comecei a fazer alimentos que ela pudesse pegar com a mão, como salada de legumes em cubos ou tomate em rodelas e alface rasgado, batata em pedaços, em vez de purê, carne ou frango cortadinhos, massa curta em vez de espaguete, sanduíches, bolinhos e croquetes, bolos e um monte de coisinhas gostosas que ela pegava com a mão e comia, como o sonho, que amava. Nunca foi de engasgar em oito anos de doença", diz Clara.

Com o esquecimento das informações mais recentes tão característico no Alzheimer, é comum a pessoa não se lembrar das refeições. Pode dizer que está sem fome porque está cheia, sem ter experimentado uma ervilha sequer. Ou garantir, às vezes aos berros, que ninguém lhe dá o que comer. Mas uma receita simples pode ajudar na convivência tranquila à mesa: junte um cardápio variado, criatividade, supervisão constante e uma porção generosa de paciência. Acrescente horários regulares e ambiente tranquilo. E não apresse a conclusão da refeição. O doente deve seguir o seu ritmo. Não faz mal se demorar.

A pessoa sempre deve ser estimulada a se alimentar sozinha e até a cozinhar, se gostar e ainda tiver condição para isso. Com o tempo, pode ir perdendo essa capacidade. Aí é hora de o cuidador ajudá-la no fogão, dar-lhe outras tarefas mais simples e mudar a apresentação da comida: se não conseguir usar os talheres, ofereça alimentos cortados que possam ser pegos com a mão. Esqueça regras de etiqueta. Elas não são mais importantes do que a alimentação. Avise os visitantes que isso vai acontecer. Pode chegar um momento em que a comida terá de ser dada na boca, ser pastosa e até líquida.

Evite colocar porções muito grandes de comida no prato. Isso pode desanimar o idoso a se alimentar. O mesmo vale para os líquidos. Ofereça várias vezes ao dia, em quantias menores a cada vez, porque a hidratação é de extrema importância. Se rejeitar água, e isso é comum, tente os sucos e chás. Insista no consumo no copo (escolha os mais leves, como plástico ou acrílico). Depois, peça orientação ao médico sobre o uso de canudos e até seringas grossas. Engasgos são muito perigosos, podem levar até à internação, em caso de bronco-aspiração. Há até espessantes à disposição no mercado para as etapas mais avançadas. Aí os líquidos podem ser dados às colheradas.

Ofereça uma comida gostosa, bem preparada, tempero suave, temperatura adequada, variada. Não precisa ser a chamada "comida de hospital" só por causa do Alzheimer. Mas devem ser observadas possíveis restrições por conta de outras doenças como hipertensão e diabetes. As preferências precisam ser respeitadas, embora seja até frequente a mudança de hábitos. A predileção por doces em vez de salgados também é costumeira, mas podem faltar nutrientes. Conforme o estágio do Alzheimer, ajuda intercalar colheradas de comida com outras de frutas em purê, como banana, mamão ou maçã. Em qualquer caso, é importante ter orientação de médicos, nutricionistas e fonoaudiólogos (eles ajudam a avaliar a deglutição, por exemplo).

"Eu cozinho para minha mãe todos os dias, no meu intervalo do almoço. E volto à noite para dar o jantar. Aumentei as frutas, legumes e verduras e só faço arroz integral. Passei a usar o cúrcuma, ou açafrão da terra, também porque li que faz bem no caso do Alzheimer. Não custa tentar. A nutricionista me explicou que, à noite, deve ser leve – uma sopinha, um mingau. Arroz e feijão não. Estou aprendendo com minha mãe e usando as dicas pra mim também", admite Victor.

11

Convívio social

"Quando a mamãe fizer 90 anos, quero dar um festão, chamar os amigos e a família inteira – os filhos e os netos da parentada, daqui de São Paulo e de Minas. Esse era o plano, há alguns anos. Mas o Alzheimer foi avançando. Ela nunca foi agressiva, pelo contrário, mas o barulho passou a incomodá-la demais. Bastava a mesa cheia no domingo e ficava alterada, chegava a tapar os ouvidos, pedir para ficarmos quietos, fazer caretas de tão incomodada que ficava. Justo ela que gostava tanto de brincar, de fazer piada, de gargalhar, de gente, de movimento", afirma Isabel. "Eu e minha irmã abandonamos o sonho do aniversário e passamos a diminuir as reuniões com muitas pessoas. Também não a forçava a ficar à mesa até o fim do encontro. Se esticavam longamente a conversa depois de comer, alguém ia com ela tirar um cochilo ou ouvir música, ver TV, num ambiente mais tranquilo."

"A família fez questão de levar meu pai a todos os lugares, enquanto ele parecia se sentir bem. Íamos a aniversários, casamentos, restaurantes, shopping centers. Com o tempo, ele deixou de reconhecer algumas pessoas e eu percebia que elas ficavam chateadas. Mas era desinformação. Houve vezes em que ele se esqueceu de como usar os talheres e comeu com as mãos. Mas não senti vergonha", diz Bruno. "Numa viagem ao interior de São Paulo, porém, francamente achei que ele se mostrou confuso e até assustado. Primeiramente no carro, porque a estrada tinha muitas curvas e ele se agarrava ao banco. No hotel, ele estranhou o elevador, não queria nem entrar nele, e depois o quarto. Viajar não dava mais certo."

"Meus pais moravam há quarenta anos no mesmo sobrado e papai gostava muito de lá. Mas, além do Alzheimer, ele tinha uma artrose violenta nas pernas. Mudaram-se, então, para um apartamento, na mesma rua. Decoramos tudo do mesmo jeito que era na casa para ele não estranhar. Igual. E ele aprovou o apartamento. Minha mãe tem sete anos a menos do que meu pai e sempre esteve com ele. No último ano de vida, ele tinha uma cuidadora durante a noite, que ficava no mesmo quarto que os dois. O casal sempre dormiu junto – 57 anos de casados – e minha mãe fez questão de manter esse hábito. No último ano, ele não a reconhecia mais como sua mulher. Mas sempre foi muito carinhoso com ela e, antes de morrer, falou: 'Você foi uma ótima secretária'".

Observar. Essa é a palavra-chave. Perceber como o idoso com Alzheimer se sente no convívio social e nas mudanças de ambiente. O que faz bem e o que desencadeia mal-estar.

A participação em passeios, eventos e viagens tem de ser avaliada com cuidado. Caso a caso. Na primeira fase da doença, essas atividades propiciam interação, reforço cognitivo e podem despertar uma sensação prazerosa. Mais adiante, porém, o doente pode não gostar, não se sentir à vontade, ter medo, ficar confuso, irritado e até agressivo nessas situações. Festa, barulho, gente demais. É muita informação.

Antes que ocorra alguma saia justa por causa de alterações de comportamento (alguns chegam a tirar as roupas na frente dos outros), cabe à família informar as pessoas menos envolvidas na rotina sobre as características da doença para que entendam essas mudanças de humor durante uma visita, por exemplo, e não se sintam desconfortáveis. O paciente pode lembrar-se mais de um filho do que de outro, de amigos antigos e não do neto. Pode encontrar um sobrinho ou primo e perguntar quem são. Depende muito de cada estágio. Não pode é a visita ficar irritada ou magoada por uma atitude involuntária. Daí a importância da informação.

■ Mudança de cenário

Mudar de ambiente, em geral, não é recomendável. Qualquer alteração pode causar confusão ou irritabilidade. Há famílias que adotam a rotina de levar o doente para alternar os fins de semana na casa dos filhos. Mas nem todas têm êxito nessa empreitada. Se não dá certo, os filhos ficam frustrados, e o doente não curte. Pode ficar agitado, agressivo, ansioso. Há instituições que reproduzem a decoração da casa do paciente, com cenários reconhecíveis para evitar mal-estar. Algumas aceitam receber quadros e mobília da antiga casa. A estratégia acaba funcionando bem na fase de adaptação.

"Por causa de uma crise de vesícula, minha mãe teve de ficar internada e isso alterou completamente seu comportamento. Só falava que queria ir para casa e foi ficando pior e pior. Isso atrapalhou a alimentação e o sono. Teve até de tomar remédio para dormir, coisa que nunca foi necessária em casa. Estava agitada. E não tinha nada a ver com a vesícula ou os medicamentos para a doença. A situação chegou a esse ponto por causa do Alzheimer, da mudança de ambiente. Insisti para que terminasse de tomar o antibiótico em casa, com *home care*. Tinha certeza de que ia melhorar. Ela teve alta e saiu de lá sem andar, carregada por mim, minha irmã e mais duas pessoas. Quando chegou em casa, melhorou rapidamente.

Com fisioterapia diária, voltou a andar em poucos dias e passou a dormir tranquilamente, sem medicação", explica Isabel.

"Nos fins de semana, eu e minha irmã nos revezamos para cuidar da mamãe. Um irmão comparece de vez em quando e o outro quase nunca vem. Quando é minha vez, eu fico na casa da minha mãe. Não posso trazê-la para a minha casa. Ela fica totalmente perdida. Já a minha irmã a leva para a casa dela. Fazia esse processo desde que meu pai morreu, antes do Alzheimer. Quando chega já vai para o quarto dela ou para o banheiro. Está bem adaptada. Mas reconheço que tudo que muda a rotina atrapalha", afirma Fabiana.

"Ela não gosta muito de ir pra lá e pra cá. Sempre diz que quer ficar na casa dela. Durante a semana, de segunda a sexta-feira, a mamãe fica no seu canto com uma cuidadora, que também faz a manutenção da casa. E todos os fins de semana vai ficar com um dos filhos. Achamos melhor assim. Não sobrecarrega ninguém. Mas um dia ela foi para a casa do meu irmão. Mal tinha acabado de chegar e disse que queria ir embora. Ele explicou que ainda tinha o sábado e o domingo pela frente e ela respondeu: 'Achei que fazia dias que estava aqui'. Vamos levando assim", conta Natália.

12

Avaliar custos e fazer reserva

"Plano de saúde, remédios, fisioterapia em casa, cuidador profissional, fraldas, suplementos alimentares. Tanta coisa. O que ela ganhava como comerciante aposentada, somado à pensão do meu pai, dava para pagar a maior parte das despesas dela. Mas não tudo. E eu tive de sair do emprego formal para ajudar a cuidar dela. Ou teria de pagar mais uma cuidadora para a noite e outra para os finais de semana, porque ela não podia ficar sozinha. Mas aí não tinha como. Sorte que a cuidadora do dia topou me ajudar com a limpeza. Eu cozinhava e lavava roupa. Então, além disso tudo, ainda havia as despesas da casa e as minhas pessoais. Não é confortável falar desse assunto. Parece que estou reclamando e ela não merece isso. O importante era ela estar bem. Sempre. O médico disse que essa conduta ajudou, e muito. Mas, confesso, fiquei mal das finanças depois que ela partiu e percebi, tarde demais, que é preciso fazer um planejamento ou o dinheiro voa", diz Isabel.

"Meu pai foi vice-presidente de um banco e perito técnico judicial. Sempre teve uma situação financeira confortável. Agora o Alzheimer está avançado demais. Minha mãe cuidava dele em casa, mas foi ficando pesado demais para ela. Hoje ele vive numa casa de repouso em Higienópolis, de qualidade, mas nada barata. Suas reservas estão acabando", afirma Guilherme. E os filhos vão assumir as despesas? "Somos seis irmãos, todos casados. Alguns são favoráveis a ajudar, outros, contra. Falam em vender o único imóvel, casa onde minha mãe, de 84 anos, ainda mora. E ela é fortona, independente ainda. Pergunto o que vão fazer com ela? Será que vão internar os dois?"

"Hoje são 5 mil reais de gastos só com a mamãe por mês. Ela tem uma cuidadora de dia e, à noite, pagamos uma vizinha para dormir no apartamento. Se tivesse de pagar mais uma empregada para limpar a casa, não daria. O remédio de alto custo, pegamos gratuitamente no SUS. Mamãe tem a aposentadoria dela e do meu pai, mas é pouco. Os filhos complementam, somos quatro irmãos", explica Fabiana. A família já pensou em colocá-la numa clínica, mas desistiu. "Hoje, ela ainda faz muitas coisas sozinha e precisaria mais de uma acompanhante do que de uma cuidadora."

Um estudo americano aponta que o gasto anual com um doente de Alzheimer é cerca de três vezes maior do que o de um idoso saudável. Os custos vão muito além dos medicamentos específicos para a doença (alguns fornecidos gratuitamente pelo governo, mas não todos). Algumas pessoas sofrem de mais enfermidades e precisam de outros remédios de uso contínuo e exames frequentes. Nem todo mundo tem plano de saúde e consultas médicas também engordam os custos mensais.

A conta aumenta com a progressão da doença e as necessidades que vão aparecendo em decorrência disso: fisioterapia (os convênios médicos, na maioria dos casos, não cobrem as sessões domiciliares quando a pessoa não tem mais condição de se locomover), nutrição, fonoaudiologia (mais do que a questão da fala prejudicada, esse profissional é importante para acompanhar a deglutição e orientar a rotina para evitar engasgos e aspiração de alimentos para o pulmão), cuidadores (nem sempre é a própria família quem cuida e podem ser necessários três funcionários – para dia, noite e fins de semana), fraldas, cremes, pomadas e óleos contra assaduras e escaras, colchões e almofadas especiais, adaptações na casa, entre outras despesas.

Muitas vezes, há ainda uma redução na renda, porque um membro da família assume os cuidados do doente em casa e, quando necessário, deixa de trabalhar. Se a opção for internar a pessoa, o custo também tem impacto importante no orçamento familiar. Por isso, é indispensável a família se preparar para esse cenário, logo que a doença for diagnosticada. Fazer uma reserva financeira para gastos futuros é fundamental. Consultar um especialista em finanças pessoais pode ser necessário.

"Fiz todos os empréstimos possíveis e terminei endividada demais. Tive de fechar minha conta. Ela já faleceu e ainda estou negociando com o banco uma forma de pagar", conta a jornalista Helena. "Todos da família queimaram o chão. Minha irmã do meio chegou ao absurdo de contratar vários empréstimos consignados pela aposentadoria da minha mãe. Tive de arcar com tudo isso sozinha e um bebê de meses para cuidar. Primeiramente, ela foi morar com minha irmã, só por um mês, depois morou perto de uma amiga e daí veio para a minha casa. Foi quando começaram os gastos: ela não tinha plano de saúde, levava em médicos particulares, exames em hospitais caros, como o Sírio-Libanês. Atrás do diagnóstico, fui me descapitalizando. Foi assim até que o pai de uma amiga, geriatra, diagnosticou o Alzheimer e aconselhou que era hora de dar qualidade de vida à minha mãe. Ela tinha mania de juntar sacolas e latinhas embaixo da cama. Eu tinha um apartamento de Barbie, feito por decorador, e briguei com ela por causa disso. Mas, quando o médico disse que era Alzheimer, pedi desculpas, abracei e beijei minha mãe, entendi que estava doente e não falei mais nada. Nunca mais. Arrumei duas empregadas e uma enfermeira que passava três vezes ao dia para cuidar dela, pois havia quebrado a perna. Eu fazia tudo de que ela gostava para comer."

"Um dia, quando voltávamos do dentista, num café, ela perguntou quem eu era. Decidi que chegara o momento de colocá-la numa casa de repouso. A primeira foi na Vila Mariana (4 mil reais por mês). Eu também tinha uma irmã, deficiente mental, internada numa escola em Itaquera, então transferi minha mãe para uma clínica naquele bairro (2,8 mil reais) para poder visitar as duas. E precisava de tempo para dedicar ao meu filho também. Levar o menino ao parque, porque a vida dele era 'passear' no asilo ou na 'escola de loucos', como diziam. Na clínica nova, ela voltou a cair e, depois da queda, foi definhando, ficava só deitada e teve pneumonia. Foi internada e ficou pouco mais de um mês ali: saiu com alimentação e evacuação por sonda. Tive de achar uma casa de saúde com estrutura de hospital. Foi em São Mateus. Eram 4,8 mil mensais, mas, infelizmente, durou pouco tempo. Juro, se falassem que tinha tratamento no Japão, venderia meu apartamento e iria pra lá com ela, mas não deu. É muito difícil cuidar."

Há vários projetos voltados para idosos no País, mas ainda é muito pouco. Faltam estruturas públicas que atendam as necessidades do doente de Alzheimer nas fases avançadas. O Centro Dia do Idoso, estrutura existente em várias cidades brasileiras, funciona como uma espécie de creche: a pessoa é deixada de manhã e retirada no fim do dia. Isso possibilita aos membros da família trabalhar. Porém, é uma instituição para pessoas semidependentes. Muitos com demência da doença de Alzheimer são dispensados quando o quadro se agrava, porque já não se encaixam no perfil do programa.

13

O que diz a lei

"Enfrentei uma verdadeira batalha jurídica para ser curador da minha mãe, que foi diagnosticada com Alzheimer aos 90 anos e hoje tem 105. Apesar da idade e da saúde dela, levou seis anos para eu conseguir a curatela definitiva. O juiz ficava argumentando se ela não teria condição de gerir a aposentadoria de um salário mínimo dela. Como? Foram feitas duas perícias na clínica para averiguar. Eu tinha apenas a curatela provisória e, para conseguir a dieta enteral, estavam me cobrando a definitiva", queixa-se Miguel.

"Meu marido, por um bom tempo, morava no sítio, dirigia sua Kombi e fazia seus negócios por lá, como o comércio de gado. Mas percebemos seu comportamento estranho, a instalação do Alzheimer e, com a piora da doença, sua incapacidade de lidar com o dinheiro como antes. Um dos casos mais graves foi quando vendeu 18 cabeças de gado sem receber. Nunca vimos o dinheiro. Ele disse que tinha um cheque de R$ 10 mil e não conseguimos achar. Tivemos de interditar", conta Laura.

"Meus pais me deram uma procuração para cuidar das coisas deles há muito tempo, antes de papai ter Alzheimer. Eu cuido de tudo. Mamãe também aprendeu a mexer com banco", diz Guilherme.

"Uma vez tinha duas caixinhas de remédio com uma nota de 50 reais cada e minha mulher ia jogar no lixo. Falei: 'Não, isso é dinheiro!' E ela respondeu: 'Nada, é papel velho'. Resolvi fazer um teste. Dei uma nota de 5 reais e outra de 50 reais para ela e perguntei qual valia mais? E ela mostrou a de 5. Percebi nesse instante que ela não podia mais pegar em dinheiro. Com o tempo, já não sabia nem o próprio nome e virei curador dela. Foi uma pessoa do fórum em casa e confirmou que ela era incapaz em tudo", lamenta Olavo.

Com a evolução da demência da doença de Alzheimer, a pessoa desenvolve déficit cognitivo. Ele é tão incapacitante que fica impossível o doente tomar algumas decisões, como pagar contas e lidar com dinheiro, negócios e bens. Mas não é assim desde o começo.

Quando a pessoa está no estágio leve da doença, ainda pode tomar algumas decisões com a família sobre o futuro. Como ainda não há cura e a tendência da doença é piorar ao longo dos anos, uma das primeiras coisas é escolher qual a melhor pessoa da família ou do círculo de amizades para representá-la com retidão, respeito e prudência, porque há muitos casos de abuso econômico de idosos (o curador se apodera dos bens e dos proventos e o doente fica sem recursos para manter-se). A decisão pode causar desentendimentos e vai ser preciso muito diálogo, acompanhado de uma alta dose de paciência e de interesse pelo bem do paciente em primeiro lugar.

Pode ser feita uma procuração tanto no Cartório (geral) quanto no INSS (específica para sacar o benefício mensal) para que essa pessoa cuide de tudo. Vai depender de uma avaliação do real estado cognitivo do doente. Em caso de a dependência estar muito avançada e a saúde mental comprometida, nem o cartório aceita registrar a procuração. O INSS vai exigir que o idoso compareça, com o futuro procurador, na agência da Previdência.

Outra decisão difícil, mas possível no início, é deixar o chamado testamento vital, um instrumento novo no Direito, que começa a ser aplicado no Brasil, ainda sem previsão legal, mas que conta com jurisprudência. Trata-se de uma declaração na qual a pessoa define qual será procedimento em caso de doença terminal (se quer ou não ser ressuscitado, entubado, receber tratamento para o prolongamento da vida ou apenas contar com conforto e ausência de dor, por exemplo). O doente pode mudar de opinião no decorrer dos anos.

A partir do momento em que a pessoa não tiver condições de expressar livremente sua vontade ou de administrar o patrimônio e cumprir tarefas básicas, é hora de a família tomar as devidas providências de interdição. Vai ser preciso contratar um advogado, de preferência especialista em família e sucessões. Há profissionais gratuitos também.

O primeiro passo é conseguir declaração ou atestado médico informando que, por conta da doença, o paciente não tem condições de gerir a vida. O processo pode durar vários anos. Mas, se demonstrada urgência no provimento, pode ser nomeado um curador provisório. O pedido deve partir de parentes próximos (pais, filhos, sobrinhos, primos, cônjuge, companheiro ou companheira, mesmo homoafetivos). A decisão pode ser contestada pela família e até pelo próprio doente. O que importa é proteger o idoso.

Para dar andamento ao pedido de interdição, o juiz pode solicitar uma entrevista com o doente, se ele puder se locomover, ou nomear um perito judicial, que é um médico cadastrado junto ao Poder Judiciário. Ele vai elaborar o laudo e atestar se a pessoa tem capacidade ou não de administrar sua vida. É a principal prova. Mas, além dessa, o juiz pode pedir outras, como o depoimento de testemunhas, como do médico que cuida do idoso.

Por fim, vem o julgamento. É declarada ou não a incapacidade e nomeado um curador definitivo.

Invariavelmente o mesmo que já era provisório. Se ninguém da família quiser assumir o posto, pode ser nomeado um curador externo, que receberá pelo seu trabalho. O curador tem de prestar contas ao Ministério Público.

14

Cuidar de quem cuida

"Eu conhecia a doença só por alto. Na verdade não queria saber profundamente o que era. Mas fiquei chateada demais quando descobri que minha mãe tinha Alzheimer. Sabia que a doença causava mal para ela e para nós da família. Mas descobri que é pior para quem está em volta, para quem cuida. Ela não tem noção. Me entristecia demais quando via minha mãe olhando para o horizonte vazio. Seu olhar perdido parecia que atravessava a gente e continuava. No hospital em que ela ficou internada, no Morumbi, tem um grupo de apoio para as famílias. As pessoas trocam ideias e experiências... Eu nunca fui. Não dava tempo. Eu cuidava dela e do apartamento, da comida, da roupa", diz Lígia.

"Passei por uma psicóloga, que fazia palestras para as famílias de pacientes. Usei meu convênio de saúde. A psicóloga me ajudou muito. Mas até hoje me sinto sufocada, sozinha, angustiada. Não sei se estou fazendo tudo certo para ela. Me esforço ao máximo para dar uma vida melhor para minha mãe. Larguei tudo. Minha rotina é só trabalho, cuidar da casa e dela. Aos sábados, não tenho cuidadora. Fico o dia todo com ela. Sou testemunha de Jeová e uma amiga me ajuda para poder ir às reuniões. Ela fica dormindo, toma remédio para tirar agitação, mas não saio tranquila", afirma Heloísa. "Não posso fazer nada pra mim. Uma coisa simples, como tomar banho, é complicada: só consigo fazer isso depois que ela dorme. Antes pensava muito no futuro e me desgastava demais. A psicóloga me orientou a viver um dia de cada vez."

"É muito triste para a gente, mas, para ela, é a melhor doença, sem sofrimento. A mamãe, às vezes, fica chateada. Ainda está apenas na fase da perda de memória. Mas não tem noção de quão esquecida está. Meus sobrinhos queriam visitá-la, mas, outro dia, perguntou até quem eram. Mamãe reconhece a mim e minha irmã, que ficamos com ela nos fins de semana (durante a semana, ela tem duas cuidadoras, uma de dia e outra à noite) e a visitamos com frequência, e também um irmão que vai de vez em quando. Mas tem um filho que quase nunca a visita e a memória dela falha", explica Fabiana.

"Chorei sozinha, muitas vezes. Vivia 24 horas por dia os efeitos devastadores do Alzheimer como filha e cuidadora do meu pai. Via aquele homem forte, determinado, independente, que lutou tanto em sua vida, sumindo a cada dia. Não é fácil conviver com isso. O desgaste emocional é imenso. Mas não reclamava. Só queria que os outros filhos e os netos percebessem e oferecessem ajuda espontaneamente. Fiquei cinco anos sem cuidador. Dedicação integral. Tinha uma faxineira duas vezes por semana e só. E eu fazia *home office*, algumas vezes sem dormir a noite toda porque ele tinha ficado agitado. O resto da família era visita", conta a arquiteta Meire, 65 anos, filha de Victório, 89 anos. "Quando tinha de sair, precisava agendar com antecedência para meus irmãos ou as cunhadas assumirem os cuidados. Evitava isso ao máximo, porque agiam como se a responsabilidade fosse só minha. Às vezes, comentavam 'sutilmente' que tinham deixado de ir a um compromisso para estar ali ou me apressavam para voltar logo."

"E eu?" Muitos cuidadores costumam se fazer essa pergunta, para, no mesmo instante, se repreenderem por terem deixado de colocar o doente de Alzheimer em primeiro lugar. Mas é muito importante a atenção para quem cuida também. Há a síndrome do estresse do cuidador e ela é bastante frequente. Casos de depressão também o são. Se a pessoa não se cuida, não tem como cuidar do outro. É preciso primeiramente admitir: preciso de socorro, cheguei ao meu limite, não aguento mais. E então procurar ajuda psicológica, grupos de apoio e, se necessário, auxílio médico com antidepressivos. Envolver o resto da família é fundamental. Delegar e dividir responsabilidades tem de estar no topo da lista de atitudes.

O papel de cuidador não é fácil. Mesmo. O abalo começa com o diagnóstico de uma doença que ainda não tem cura e costuma se agravar e ampliar a dependência do doente no decorrer dos anos. Passa pela decisão de cuidar de um ente querido e assumir uma imensa responsabilidade, do tratamento propriamente dito até as questões financeiras. É muito comum a tarefa ser encabeçada por um membro da família e os demais assumirem o papel de visitantes eventuais. Nos fins de semana e olhe lá.

Mas, se for decidido que o paciente ficará em casa, está na hora de traçar um plano de ação compartilhada e aceitar ajuda, porque acontece também de o próprio cuidador assumir tarefas demais e rejeitar qualquer auxílio, como se só ele soubesse dar a atenção na medida certa. Deixar familiares ou amigos agirem é essencial; contar com um profissional, se o orçamento permitir, é outra possibilidade. O cuidador precisa ter vida própria. Nem que sejam alguns minutos. Fazer exercícios, alimentar-se adequadamente, descarregar o estresse em alguma atividade prazerosa, aprender técnicas de relaxamento. Até um banho tranquilo (depois que todos dormirem, por exemplo) funciona bem.

■ Idoso responsável por idoso

Um cenário cada vez mais costumeiro é ter um idoso (em geral, o marido ou a esposa) assumindo os cuidados do doente. Nas entrevistas dos familiares para este livro, surgiram relatos de pedidos de socorro aos filhos, porque esses idosos-cuidadores não aguentavam mais, física e emocionalmente, a situação. De novo, parentes e amigos precisam estar alertas às necessidades das pessoas e oferecer ajuda. Muitos, mesmo desgastados, não vão pedir.

Comumente, quem cuida deixa de dar atenção à própria saúde. Envolvido na rotina de quem depende dele, o idoso-cuidador falha nos horários dos seus medicamentos, não liga para a alimentação saudável e o descanso. E corre riscos.

"Eu tinha uma hérnia e piorou com o esforço pra carregar a Amália. Uma vez, fui pegar a minha mulher para colocá-la na cama, mas ela se agarrou nas portas do guarda-roupa e ele veio caindo em cima de nós. Eu o segurei com as costas para não esmagar o rosto dela. Senti uma dor imensa. Sofri vários dias até resolver ir ao médico. Tinha trincado uma vértebra e ela colou errado. Uma dor! Furei o fundo do guarda-roupa e coloquei parafusos. Ficou bem preso. Mas fiquei com problemas. Agora tenho de usar um colete ortopédico e uma muletinha, e eu era eletricista e ainda subia nos telhados a trabalho bem depois dos 80 anos", conta Olavo, de 93 anos.

"Cuidei dela durante cinco anos em casa. Não dormia mais na mesma cama que a Amália. Esperava ela dormir e eu ia para a sala. Mas acordei várias vezes de madrugada, com a minha mulher toda suja e tive de limpar e trocar muita fralda. Um dia chamei minha filha e disse que não dava mais – e eu tenho quatro filhos. Colocamos Amália numa clínica. Eu já estava com 87 anos, mas ia todo dia visitá-la. E fazia uma vistoria para ver se cuidavam direito dela, se não estava machucada. Ela partiu em 2015. A saudade é imensa. Eu moro sozinho em nossa casa, mas não preciso me preocupar com nada. Minha filha abastece o *freezer*, tenho faxineira de vez em quando e os outros vêm me visitar."

"Minha mãe tinha uma vida social muito intensa. Era um evento atrás do outro. E tinha de arrumar os cabelos, fazer maquiagem. Era vaidosa, viajava muito. Teve qualidade de vida. Minha avó materna morreu aos 98 anos, lúcida. Por que minha mãe ficou assim? Isso me entristecia, demais. Morávamos eu, mamãe e um filho no apartamento. Se ela caía, eu não tinha forças para levantar e era bom contar com ele. Se tinha de sair, minha filha vinha cuidar dela. Mas fiquei longe de tudo, quase não saía. Uma vez fui com uma amiga ao cinema e meu filho me ligou: 'Coloquei a vovó no banho, porque ela se sujou, e agora não sei o que fazer. Volta, pelo amor de Deus!' Acabou o passeio ali mesmo", conta Lígia, 72 anos.

15

E quando o fim se aproximar?

"Um dia, numa consulta de rotina do meu pai, o geriatra perguntou: 'Você já pensou como vai ser quando ele morrer? Me preocupo com você, sabe?' Não, não costumo pensar na morte, nem na dele nem na de ninguém. Não adianta. Acho que, quando tiver de ser, será e a mim cabe cuidar para que tenha qualidade de vida até o fim, com amor, carinho e paciência. Ando ocupada demais para preencher meu tempo livre com isso", garante Meire.

"O quarto da minha mãe era em frente ao meu. Ela tinha de dormir com a luz acesa. Eu gosto do escurinho. Não sou santa. Fui fazendo concessões. Às vezes, como criança, vinha dormir na minha cama. Noutras ficava acordada. Quando dormia, já era metade da madrugada. Aí eu não dormia mais. A vida é difícil para quem cuida. Vivemos preocupados. Eu sempre levantava para espiar. Um dia eu a vi de um jeito estranho, como se quisesse se levantar. Cheguei perto e tinha partido. Fiquei com ela no colo. Me deu vontade. Troquei o *tailleur*, os sapatos. Cuidei dela, estou tranquila, sabe, me deito na cama e durmo. Tenho 72 anos e essa experiência me faz pensar que não quero dar trabalho para meus filhos. Foi um exercício de paciência cuidar dela, mas acredito que Deus não nos joga uma coisa que não podemos carregar", desabafa Lígia.

"Para câncer ainda há esperança de cura, para o Alzheimer não tem, ainda. Meu pai agora está no fim. Ainda entende muita coisa, mas não fala, só balbucia. Está enrijecido. Tem tecnologia para tantas coisas, mas e qualidade de vida? Há seis meses, ficou trinta dias internado e teve pneumonia e escaras. Fico pensando se isso é qualidade de vida. Está vivo. Protelando o fim. Ele não gosta que peguem nele. Não quer que o vejam sem roupa. Tem o pudor dele. Os braços já não abrem, as pernas não desdobram", desabafa Guilherme.

"É bem dolorido ver. Mas precisamos estar ao lado da pessoa até a morte. É um compromisso moral. Independentemente de ela estar entendendo. Minha mãe está na clínica e eu e meu irmão a visitamos todos os dias, nos revezamos para não deixá-la só. E chamamos a atenção justamente por sermos dois homens cuidando da mãe. Amigos dizem que ela só está viva porque demos atenção. As pessoas vão envelhecendo e não tem volta. Estamos vivendo mais e os filhos se veem obrigados a ficar com os pais. E tenho vários amigos que cuidam, mas reclamam. Nós não. Quando ela se esqueceu de como se alimentar, perguntaram se aceitávamos a dieta enteral. Claro que sim, respondi. E minha mãe vai sobrevivendo, como uma planta com gotejamento. Hoje tenho dúvida se tem sentido viver assim. Estou repensando as coisas. Mas agora ainda quero que ela viva até a última gota de gasolina", afirma Miguel.

Com a evolução da doença de Alzheimer, que pode se estender por vários anos, a dependência vai aumentando. A habilidade funcional fica comprometida, a mobilidade também. Raramente isso não acontece. Porque a doença começa numa região específica do cérebro, relacionada com a cognição – o hipocampo – e, de maneira mais lenta, vai se espalhando até atingir porções responsáveis pela mobilidade – e isso inclui a deglutição. A pessoa pode chegar ao ponto de se "esquecer" de como comer, como engolir. Há perda de peso, enrijecimento muscular, o organismo fica extremamente frágil. Mas de que o doente com Alzheimer morre? Pode ser de outra causa: ataque do coração, infecção pulmonar ou urinária, AVC.

E se for preciso interná-lo por conta dessas doenças? A família precisa se preparar para um momento difícil. Primeiro lidar com a confusão mental, a agressividade, a insônia, porque quem tem Alzheimer, geralmente, fica alterado em ambiente hospitalar. Dependendo da gravidade, vai se deparar, também, com a proposta dos cuidados paliativos, uma prática indolor que busca oferecer conforto ao paciente. Mas também prevê que não sejam usados tratamentos e manobras invasivas, como entubação. É diferente de eutanásia, que é uma ação medicamentosa ou a retirada de algum aparelho que vai levar o paciente a óbito.

Trata-se de deixar de fazer o procedimento, porque o médico sabe que não vai dar resultado, não vai dar qualidade de vida e vai haver mais sofrimento. O que permeia tudo nos cuidados paliativos é: a pessoa não pode sofrer por dor. Não pode morrer por falta de ar, por exemplo. Mas não será entubado, se for essa a decisão da família. Não significa deixar de atender o paciente. Vai envolver o uso de outras manobras, como oxigênio, fisioterapia, medicamentos, como morfina, para conforto respiratório. E, se o momento final chegar, ocorrerá naturalmente.

Tudo é decidido com a família, explicando prós e contras. Pela lei brasileira, a família resolve a melhor forma de agir. Antes disso, conforme a fase do Alzheimer, se ainda tiver condições de decidir, o paciente pode deixar um testamento vital em que define que não quer nada invasivo, por exemplo, em caso de internação. Essa conduta tem sido muito discutida no mundo, principalmente nos casos de demência e neoplasias. É indispensável que o responsável seja informado dessa decisão.

Se nada foi previamente conversado ou o paciente chegar à emergência do hospital apenas com algum acompanhante que desconhece o testamento e sofrer uma parada cardíaca, o médico tem de socorrê-lo e usar todas as alternativas para mantê-lo vivo.

■ O pão de cada dia

Um dos temas mais polêmicos é a alimentação, porque pode acontecer de o paciente de Alzheimer ficar sem comer ou se engasgar perigosamente quando ingere alimentos na fase mais adiantada da doença. O desespero na família cresce e surge o pedido: não vai passar sonda para nutrir? É preciso avaliar: aumenta a sobrevida, melhora a qualidade de vida? Alimentação por meio de sonda apresenta riscos também: a pessoa pode aspirar comida para o pulmão. A sonda também não diminui a incidência de pneumonia, porque o doente continua aspirando saliva. Muitas vezes é melhor não fazer nada. Chega uma hora em que o paciente vai voltar a comer.

A sonda nasoenteral tem prazo de validade – duas a três semanas no máximo. Depois disso, há complicações, como o incômodo, porque o tubo passa pelo nariz e desce pela garganta – com a demência, é difícil entender o que está acontecendo e essa situação pode piorar o comportamento do doente, e a agitação pode obrigar a amarrar-lhe as mãos para evitar que tire os tubos e machuque-se. Se tiver de ultrapassar o prazo, vai ser preciso adotar a gastrostomia – a alimentação é dada por meio de um tubo instalado num pequeno orifício na barriga, feito por via endoscópica. Isso resolve a questão do comportamento, mas a pessoa vai continuar broncoaspirando saliva. Então é preciso avaliar a situação cuidadosa e detalhadamente. Consultar a equipe médica, dialogar com parentes e amigos e tomar a melhor decisão para o paciente.

"Meu pai precisou usar primeiro a sonda no nariz e depois na barriga, porque seu estado se agravou num grau que ele só dormia. Não se conseguia dar remédios, hidratar nem alimentar. Com a gastrostomia, a rotina é extenuante e muito preocupante. Tem de ser feita uma equação complicada. São várias vezes de dieta enteral durante o dia e nos intervalos é preciso dar água, fora os remédios. Isso ocupa quase o dia todo, porque não se pode liberar o alimento rápido demais, ou o paciente passa mal, tem náuseas. Mas seria incapaz de não alimentar. Isso sim é desumano", afirma Bruno.

"Já não dava para entender quase nada que ela falava, andar também tinha ficado impossível, mas comia direitinho, era carinhosa, ficávamos sentadinhas na sala vendo TV, eu abraçava, beijava e ela sorria, cantarolava os DVDs de clássicos sertanejos, mandava ficar quieta quando a orquestra de violeiros tocava o Hino Nacional, eu rezava e ela acompanhava. Ainda tinha uma conexão, claro que tinha. Achei que, apesar do Alzheimer, ela ia durar muito, que minha mãe estava bem aos 90 anos, na medida do possível. Mas numa manhã ela teve uma convulsão. Fomos de ambulância para o hospital. Pensei que era um AVC, mas o neurologista disse que não. Era o avanço da doença de Alzheimer mesmo", conta Isabel.

"Pedi para a geriatra dela ir ao hospital. Jamais vou esquecer a conversa que tivemos: a médica disse que era para eu me preparar e preparar a família. Mas eu achava que ela ia melhorar, que estava tão bem antes, era só voltar a comer, tirar a sonda de alimento, ia ficar bem. A médica disse, com muita firmeza: 'Faça uma experiência: deite na cama, de fralda, como ela. Só vai virar se alguém fizer isso, vai se alimentar só por sonda. Isso é vida para uma pessoa que era tão ativa?' Claro que não, concluí. A equipe do hospital veio falar sobre cuidados paliativos. Eu e minha irmã já havíamos conversado sobre isso. Resolvemos que ela teria conforto, não sofreria dor, mas não seria entubada nem faria qualquer outro procedimento invasivo. E, quando chegasse a hora, partiria. Foi uma dor enorme, mas assim fizemos", conclui Isabel.

Quem é quem

Para trazer experiências práticas e detalhadas de cuidados com doentes de Alzheimer que deram certo e podem ajudar outras famílias a enfrentar a doença, foram entrevistadas 17 pessoas, de 15 famílias, que fizeram a enorme gentileza de expor suas histórias cheias de emoção, coragem e amor. Os nomes foram alterados para preservar a identidade dos entrevistados.

BRUNO, de 58 anos, tem uma longa jornada de trabalho como taxista, mas encontra tempo para ficar com o pai, FRANCO, de 86 anos, cuidado em casa por ele e a mulher. Encontrou tempo também durante anos, para enfrentar até seis horas de filas para conseguir os medicamentos gratuitos para Alzheimer de que Franco, que foi *maître*, precisa. Isso até começar a receber os remédios em casa. E enfrentou inúmeras noites de insônia com o pai e uma enorme dose de paciência.

CLARA, advogada de 66 anos, ouviu a família dizer que era "coisa de velho" o fato de sua bisavó italiana, ROSA, garantir que passava fome, apesar de ter acabado de comer e se esquecer das coisas. Foi a primeira a perceber que a mãe, IRENE, uma microempresária muito ativa, estava com Alzheimer, aos 82 anos. Sua irmã, ISABEL, economista de 52 anos, demorou mais tempo, mas assumiu os cuidados, passou a trabalhar em casa e arrumou uma cuidadora, contando sempre com o apoio de Clara.

NATÁLIA, dona de casa de 65 anos, e os irmãos acharam melhor não contar para a mãe, LOURDES, que ela estava com Alzheimer, porque ela ia sofrer para logo esquecer. Mas cercaram a mãe de cuidados e de muito respeito. Lourdes tem cuidadora morando em casa de segunda a sexta-feira. O fim de semana é passado com um dos três filhos que moram em São Paulo. Mas a distância não é motivo para não acompanhar a rotina da mãe. A advogada CLÁUDIA, de 55 anos, que vive em outro Estado, acompanha tudo pelas câmeras instaladas na casa e faz várias visitas ao ano.

ELISA, médica experiente de 60 anos, reconheceu que ser cuidado pela família, em casa, fez toda a diferença para a saúde do pai, ARNALDO, um coronel do Exército aposentado, que começou a apresentar os sintomas de Alzheimer aos 80 anos. Acredita que o carinho e o amor extrapolaram o cuidado físico e que a presença e a força da mãe, que abriu mão de tudo para velar pelo marido, foram fundamentais para o bem-estar dele e ajudaram a retardar a evolução da doença.

FABIANA, terapeuta naturopata, já pensou em colocar a mãe em um residencial de idosos. Foi com TEREZA até a porta, mas entendeu que ela queria continuar em casa e optou por cuidadoras. Mas é muito presente. A dona de casa é estimulada o tempo todo e continua a fazer seu crochê. Fabiana e dois irmãos se revezam nos fins de semana, mas outro irmão raramente aparece.

GUILHERME, funcionário público e DJ de 54 anos, não podia acreditar que o pai, ex-vice-presidente de um grande banco e perito técnico judicial em plena atividade, estava com Alzheimer. A esposa cuidou de HENRIQUE em casa por muitos anos, até não aguentar mais e aceitar que ele fosse para um residencial de idosos. Mas ela o visita sempre e o filho também é bastante presente.

HELENA, jornalista de 46 anos, percebeu que a mãe não estava bem quando ela, no trabalho como cobradora de ônibus, não conseguia fechar o caixa. Justo ALICE que até escreveu um livro lançado em Bienal. Helena buscou tratamento, endividou-se com os melhores médicos, levou a mãe para casa e cuidou até não aguentar mais e colocá-la em casa de repouso. Mas nunca abandonou a mãe. Batalhou muito, sozinha. Ninguém da família ajudou.

HELOÍSA, auxiliar de produção de 35 anos, mora em Heliópolis e dá duro para pagar uma cuidadora para ficar com a mãe, a dona de casa SÔNIA, de 76 anos. Depois de uma longa jornada, usa as noites para limpar a casa, lavar roupa, mas, às vezes, só consegue dormir de madrugada, porque Sônia não quer descansar. Adaptou a casa inteira para facilitar a vida da mãe. O irmão mora longe e não ajuda em nada. Ela não se casou e deixou de estudar.

LAURA, comerciante de 84 anos, ficou anos atenta, ao lado do marido, com medo que ele saísse sozinho e não conseguisse voltar. Deixou fotos dele no metrô e em terminais de ônibus e um bilhete com os dados principais sempre ficava no bolso do marido. Sitiante, FERNANDO teve todo o apoio da família. Laura cuidou pessoalmente dele, até resolver, em acordo com os filhos, colocá-lo em uma clínica. A separação abalou profundamente Laura.

LÍGIA, dona de casa de 72 anos, cuidou da mãe, LÍVIA, durante 15 anos. Enfrentou com coragem o avanço da doença, as alucinações e os esquecimentos da mãe, causa de sua profunda tristeza. Sua única irmã ficou 11 anos sem visitar a mãe e o fez apenas uma vez, antes de cortar os contatos de novo. Lígia mudou-se com filhos e mãe para um apartamento para dar mais conforto e segurança à mãe e foi presente até a partida de Lígia, aos 100 anos de idade.

MEIRE, arquiteta de 65 anos, foi cuidadora do pai, VICTÓRIO, de 89 anos, por cinco anos. Chorou muitas vezes, porque conviver com uma pessoa querida com Alzheimer é devastador, mas lutou bravamente para dar ao pai qualidade de vida, com muito carinho, passeios e estímulos. Sentiu falta do apoio da família, que se comportava como visita.

MIGUEL, jornalista de 64 anos, visita regularmente a mãe, INÊS, de 105 anos, no residencial de idosos onde ela mora. O irmão também, porque os dois têm uma imensa relação de gratidão com a mãe, que também morou muitos anos com Miguel, cercada de carinho e atenção. Nesses encontros no asilo, não se dedica apenas à mãe: ele dá atenção às demais idosas, inconformado porque muitas estão sem receber visitas da família há muito tempo.

OLAVO, eletricista aposentado, tem 93 anos e cuidou da esposa, a dona de casa AMÁLIA, por 11 anos em casa. Mas acabou tendo de colocá-la numa clínica, porque se machucou ao impedir um acidente com Amália e já tinha muita idade para dar conta do tratamento dela. A mudança para a casa de repouso, porém, não afastou o casal: Olavo ia todos os dias dar na boca o almoço para a esposa.

RAFAELA, esteticista, treinou pessoalmente uma pessoa para ser a cuidadora da avó, JULIETA, depois de encontrar problemas com os que se diziam profissionais. E treinou longamente a paciência, porque a avó repetia a mesma pergunta e a mesma história sem parar. Mas inesquecíveis eram os momentos na cozinha. Julieta já não ia para o fogão, mas as duas iam conversando sobre a receita, os ingredientes e o tempo passava lindamente.

VICTOR, operador de empilhadeira de 60 anos, reorganizou a vida para cuidar da mãe, SUELI, de 81 anos, que já fez até vestidos de noiva, mas não consegue mais. Victor negociou meia hora a mais de almoço para cozinhar todos os dias para a mãe e esperar a chegada da cuidadora. E ainda volta no fim do expediente, espera Sueli dormir e vai para casa, deixando a mãe sob os cuidados da vizinha.

Para saber mais

■ Sites

Alzheimer's Association – www.alz.org (em inglês) e www.alz.org/br/demencia-alzheimer-brasil.asp (em português)
Alzheimer Med Informação & Solidariedade – www.alzheimermed.com.br
Associação Brasileira de Azheimer – www.abraz.org.br
Doença de Alzheimer (Instituto de Memória – Núcleo de Envelhecimento Cerebral, Nudec) – www.doencadealzheimer.com.br
Instituto Alzheimer Brasil – www.institutoalzheimerbrasil.org.br
MD.Saúde – www.mdsaude.com/2011/03/mal-alzheimer.html

■ Filmes

Para sempre Alice (2014) – Alice Howland, uma renomada professora de linguística, aos poucos começa a se esquecer de palavras e a se perder nas ruas em que está habituada a correr. É diagnosticada com Alzheimer aos 50 anos (fato incomum) e inicia uma batalha para preservar suas memórias. O filme aborda também as questões familiares em torno da doença.

Não me esqueça (2014) – O diretor David Sieveking relata o caso de sua mãe, Grethel, que tem a doença de Alzheimer. Neste documentário sensível, percorre com ela lugares e histórias do passado de uma mulher à frente do seu tempo, ativista. Pela narrativa, é possível acompanhar a evolução da doença.

A vida em post-it (2012) – Documentário da BBC. Christine tem Alzheimer, mas quer morar sozinha e recorre a agendas, quadros de avisos e *post-it* para ajudá-la no dia a dia e compensar a perda de memória.

A separação (2011) – Um homem desiste de uma viagem com sua família por causa do pai, que sofre de Alzheimer. Após ser abandonado pela esposa, ele contrata uma jovem para cuidar do doente – mas a moça está grávida e trabalha sem o marido saber.

Poesia (2010) – A vida de uma senhora de 66 anos passa por mudanças significativas quando ela descobre estar com Alzheimer – e que seu neto, que criara, estaria envolvido em um caso de estupro coletivo.

The Alzheimer's project (2009) – Documentário com quatro episódios – *The memory loss tapes, Grandpa, do you know who I am?, Momentum in science*, e *Caregivers* –, produzido pela HBO, com apoio do National Institute on Aging (Instituto Nacional do Envelhecimento).

Ainda adoráveis (2008) – Um idoso, que vive sozinho e trabalha em um mercado, envolve-se romanticamente com a nova vizinha. O filme traz surpresas. Quem está com Alzheimer?

A família Savage (2007) – Dois irmãos voltam a morar juntos para cuidar do pai (de quem sempre fugiram), que está com Alzheimer em estágio avançado.

Clarita (2007) – Documentário baseado na história da mãe da diretora (Thereza Jessouroun), vítima do Alzheimer. O filme alterna cenas da mãe e da atriz Laura Cardoso e traz temas como o sentido da vida e a relação com a morte.

Longe dela (2006) – O casamento entre Grant e Fiona fica abalado quando ela é diagnosticada com Alzheimer. Após alguns dias internada em uma clínica, Fiona não consegue mais reconhecer o marido – além de se afeiçoar por um paciente.

Aurora boreal (2005) – Após a morte dos pais, rapaz instável descobre que seu avô está desenvolvendo Alzheimer. Para permanecer perto da família, o jovem decide trabalhar na instituição em que os avós estão internados.

Diário de uma paixão (2004) – Todos os dias, um homem idoso visita uma mulher internada em um asilo, vítima de uma grave demência. A cada visita, ele lê para ela um capítulo de um romance. Durante a narrativa, a senhora recorda passagens da juventude, até perceber que ela é a moça da história, e o leitor, o homem com quem ela escolheu ficar.

A moment to remember (2004) – A primeira das três partes filme conta a história de amor entre uma garota e um funcionário de seu pai. A jovem descobre ter Alzheimer, fato que irá mudar a vida do casal.

O filho da noiva (2001) – O filho do título é um homem em crise, que tem um restaurante herdado do pai, um casamento desfeito, problemas de relacionamento com a filha e a namorada. No meio disso tudo, o pai resolve casar-se na igreja com a mãe, que está com Alzheimer.

Iris (2001) – A história da novelista e filósofa Iris Murdoch e de seu marido John Bayley, professor em Oxford. Desde o primeiro encontro até as dificuldades quando estão idosos e Iris se descobre com Alzheimer

A song for Martin (2001) – Famoso compositor e violista se apaixonam durante uma turnê. Separam-se de seus respectivos pares, casam-se e passam a viver juntos. Cinco anos depois, ele recebe o diagnóstico de doença de Alzheimer, mudando seu comportamento.

■ Livros

■ Adultos

- *Ainda estou aqui*, Marcelo Rubens Paiva, Alfaguara, 2015.
- *O lugar escuro*, Heloísa Seixas, Objetiva, 2007 (também adaptado para o teatro).
- *Quem, eu? Uma avó. Um neto. Uma lição de vida*, Fernando Aguzzoli, Belas Letras, 2014.
- *Você não está sozinho... Continuamos com você*, Vera Caovilla e Paulo Canineu (coord.), Novo Século, 2013.

■ Infantis

- *Minha avó tem Alzheimer*, Dagmar H. Mueller, Scipione, 2006.
- *A vovó virou bebê*, Renata Paiva, Panda Books, 2008.
- *Vovô volta a ser criança*, Paula di Caterina, Scortecci, 2016.

■ Ajuda para famílias e cuidadores

A Associação Brasileira de Alzheimer (Abraz) tem vários tipos de serviços de apoio, gratuitos, em 19 Estados e no Distrito Federal, numa experiência de mais de vinte anos. Há grupos informativos e de cunho social e emocional, com reuniões mensais ou semanais, conforme o serviço. Informações no site: <http://www.abraz.org.br>.

O Grupo de Apoio a Familiares de Pessoas com Alzheimer do Hospital Rios D'Or Multidisciplinar tem encontros mensais e gratuitos, no Rio de Janeiro. Inscrições: (021) 2448-3646 / 2448-3549 ou e-mail: marketing@riosdor.com.br

Referências

HE, Wan; GOODKIND, D.; KOWAL, P. *An Aging World: 2015 – International Population Reports*. Washington, DC: United States Government Publishing Office, 2016. Disponível em: <http://www.census.gov/content/dam/Census/library/publications/2016/demo/p95-16-1.pdf>. Acesso em: 5 jul. 2007.

INSTITUTO BRASILEIRO DE GEOGRAFIA E ESTATÍSTICA (IBGE), 2017. Disponível em <http://www.ibge.gov.br/home/>. Acesso em: 5 jul. 2007.

FROTA, N. A. F. et al. Critérios para o diagnóstico de doença de Alzheimer. *Dementia e Neuropsychologia*. v.5, supl.1, p.5-10, 2011.

VALE F. A. C. do et al. Tratamento da doença de Alzheimer. Dement. *Dementia e Neuropsychologia*, v.5, supl.1, p.34-48, 2011.

JACINTO, A. F. et al. Suggested instruments for General Practitioners in countries with low schooling to screen for cognitive impairment in the elderly. *International Psychogeriatrics*, v.26, n.7, p.1121-1125, 2014.

JACINTO, A. F. et al. Detection of cognitive impairment in the elderly by general internists in Brazil. *Clinics*, v.66, n.8, p.1379-84, 2011.

Sobre os autores

Alessandro Ferrari Jacinto é docente da disciplina de Geriatria do Departamento de Clínica Médica da Faculdade de Medicina de Botucatu (FMB), da Univesidade Estadual Paulista "Júlio de Mesquita Filho" (Unesp). Graduado em Medicina pela Faculdade de Ciências Médicas da Santa Casa de São Paulo. Fez residência médica em Geriatria e Gerontologia na Irmandade da Santa Casa de Misericórdia de São Paulo, doutorado no Departamento de Neurologia da Faculdade de Medicina da Univesidade de São Paulo (USP) e pós-doutorado no Departamento de Psiquiatria da Escola Paulista de Medicina da Universidade Federal de São Paulo (Unifesp). É professor do Programa de Pós-Graduação "Fisiopatologia em Clínica Médica" na FMB-Unesp, com linha de pesquisa em demências. Tem título de especialista em Geriatria pela Sociedade Brasileira de Geriatria e Gerontologia (SBGG).

Marisa Folgato é jornalista e cuidou durante oito anos da mãe, Antonieta, que teve Alzheimer. Com 33 anos de experiência profissional, trabalhou vinte anos como repórter da editoria Cidades do jornal *O Estado S. Paulo*, onde também editou e fez reportagens para cadernos especiais, como Meio Ambiente, Viagem, Mercado Imobiliário e Previdência Privada. Editou o caderno do Curso Intensivo de Jornalismo do mesmo periódico. Foi repórter free lancer no *Jornal da Tarde*, *Veja SP*, *IstoÉ 2016*, *Diário do Comércio* e *Viver Bem*. Participou da edição de sites, como o do Hospital Israelita Albert Einstein, e de livros, como *Transformando desde 1951*, publicado pela ESPM. Foi assessora de imprensa da Emurb e é consultora do Instituto de Engenharia.

SOBRE O LIVRO

Formato: 11 x 18 cm
Mancha: 19 x 38,6 paicas
Tipologia: Garamond 11,5/14,9
Papel: Off-white 80 g/m² (miolo)
Cartão Supremo 250 g/m² (capa)
1ª edição Editora Unesp: 2017
1ª reimpressão: 2020

EQUIPE DE REALIZAÇÃO

Coordenação geral
Marcos Keith Takahashi

Edição de texto
Alessandro Thomé

Capa
Megaarte Design

Editoração Eletrônica
Sergio Gzeschnik (Diagramação)

Rua Xavier Curado, 388 • Ipiranga - SP • 04210 100
Tel.: (11) 2063 7000 • Fax: (11) 2061 8709
rettec@rettec.com.br • www.rettec.com.br